DES ERREURS

RELATIVES A LA SANTÉ.

Prix : trois francs.

DES

ERREURS

RELATIVES

A LA SANTÉ,

Par LEBRUN, Médecin, Correspondant de la Société de la Faculté de Médecine de Paris.

Chacun tourne en réalités
Autant qu'il peut ses propres songes ;
L'homme est de glace aux vérités,
Il est de feu pour les mensonges.

LA FONTAINE.

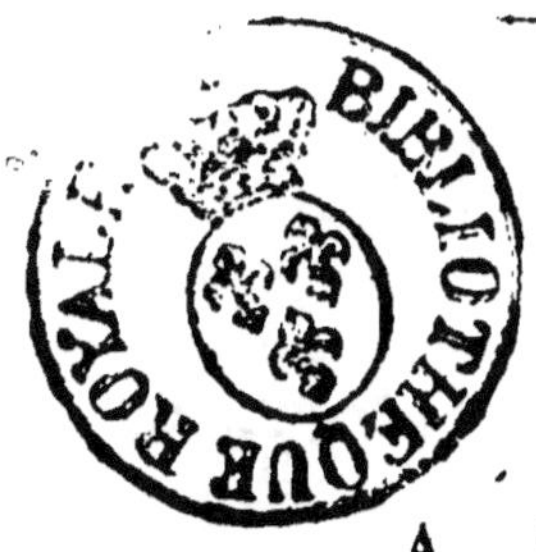

A PARIS,

Chez LECOINTRE et DUREY, Libraires,
quai des Augustins, n.º 49.

1824.

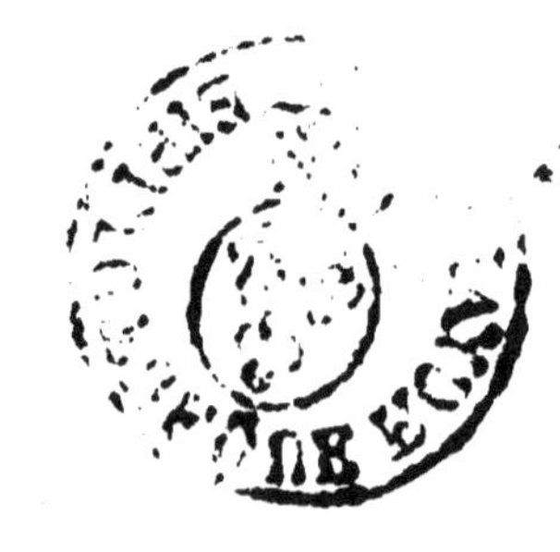

TABLE.

Introduction, ... page 1.

Chapitre I.ᵉʳ — Air atmosphérique, p. 13. — Asphixie, p. 16. — Méphitisme, p. 18.

Chap. II.ᵉ — Eaux, p. 21. — Eaux minérales, p. 24.

Chap. III.ᵉ — Lieux, habitations, p. 25. — Prisons, p. 28. — Hôpitaux, p. 30.

Chap. IV.ᵉ — Aliments, p. 34. — Vin, p. 39. — Café, p. 41. — Thé, p. 43.

Chap. V.ᵉ — Vêtements, p. 44.

Chap. VI.ᵉ — Cosmétiques, p. 50. — Fard, p. 51. — Teinture de cheveux, p. 52. — Dentifrices, p. 54.

Chap. VII.ᵉ — Exercices, p. 56. — Bains, p. 60.

Chap. VIII.ᵉ — Sommeil, p. 64.

Chap. IX.ᵉ — Menstruation, p. 67. — Grossesse, Accouchement, p. 70. — Allaitement, p. 74.

Chap. X.ᵉ — Études, p. 78. — Professions, p. 83. — Musique, p. 88.

Chap. XI.ᵉ — Imagination, p. 91. — Années climatériques, p. 95.

Chap. XII.ᵉ — Passions, p. 98. — Antipathies, p. 102. — Onanisme, p. 104.

Chap. XIII.ᵉ — Difformités, Conformations monstrueuses, p. 107.

Chap. XIV.ᵉ — Chagrins, p. 110. — Suicides, p. 113. — Inhumations précipitées, p. 117.

Chap. XV.ᵉ — Médecine, p. 123. — Médecine légale, p. 130.

Chap. XVI.ᵉ — Charlatans, p. 133. — Poisons, Venins, p. 138.

Chap. XVII.ᵉ — Maladies , p. 144. — Irritation ou Inflammation , Fievres , p. 144 — Petite Vérole ou Variole. Vaccine, p. 151. — Gale ou Psora, p. 155. — Phthie, p. 157. — Croup ou Angine trachéale, p. 159. — Asthme, p. 162. — Dyspepsie ou Digestion difficile , p. 163. — Hypocondrie , p. 168. — Migraine ou Hémicrânie, p. 172. — Échauffaison ou Échauffement , p. 174. — Acrimonies , p. 175. — Goutte , p. 177. — Gravelle , Calculs urinaires , p. 178. — Goître ou Broncocele , p. 180. — Écrouelles ou Scrophules , p. 181. — Cancer, p. 184. — Rage , Hydrophobie , p. 188. — Maigreur , p. 192. — Pulmonie ou Phthisie pulmonaire, p. 194. — Paralysie, p. 198. — Lésion de l'œil, p. 200. — Épidémies , p. 203. — Épizooties , p. 205. — Pouls, p. 209.

Chap. XVIII.ᵉ — Médicaments ou Remedes, p. 112. — Sternutatoires , p. 214. — Purgatifs, p. 217. — Exutoires , p. 222. — Cantharides , p. 225. — Vulnéraires, p. 226. — Éthers , p. 227.

Auteurs les plus connus depuis le seizieme siecle par leurs écrits sur les Erreurs relatives à la Médecine , p. 230.

Réflexions sur les Préjugés, p. 231.

AVERTISSEMENT.

L a difficulté de disposer avec méthode plusieurs articles de cet Essai nous a fait suivre une division qui paraîtrait peut-être plus inexacte encore, si cette Production avait un caractere didactique.

Le désir d'éviter la prolixité ne nous a pas garanti d'un autre inconvénient, par rapport aux objets qu'il aurait fallu développer davantage, et à ceux plus essentiels que nous avons pu omettre sur cette matiere à peine ébauchée.

Nous accusera-t-on d'inconséquence pour avoir consacré une partie de notre travail à des sujets de médecine, lors même que nous nous élevons contre le danger de les adresser au Peuple ? . . Il sera facile de voir que nous ne proposons aucuns remedes pharmaceutiques, et que nos réflexions, peu chargées de mots techniques et néologiques, doivent être généralement entendues.

Il nous a semblé inutile de rappeler les procédés, les pratiques grossieres et absurdes qui ont été dans un temps le sujet de la critique des médecins. Leurs observations, très-judicieuses alors, ne seraient plus goûtées aujourd'hui ; le progrès des lumieres a fait justice de ces erreurs.

Si les sources de quelques citations ne sont pas indiquées, nous prions le lecteur de n'en accuser que notre mémoire peu fidèle ; nous n'avons nullement l'intention de nous approprier les idées et le travail d'autrui.

INTRODUCTION.

Un plan d'éducation publique, basé sur la connaissance de l'organisme animal et sur l'art de conserver la santé, contribuerait à l'amélioration de l'ordre social et au perfectionnement de l'espece humaine. Tous les objets de salubrité seraient aussi plus connus, les regles du régime mieux étudiées, les passions moins véhémentes et moins nombreuses, les professions plus en rapport avec nos facultés physiques et morales, les alliances plus raisonnablement assorties, les lois peut-être plus philosophiques et mieux observées. Bientôt tout tendrait à diminuer les angoisses de la vie, à resserrer le tableau des infirmités, et à détruire des erreurs si souvent la honte de l'esprit humain. La plupart remontent aux doctrines du moyen âge, et sont remarquables par une philosophie occulte et superstitieuse qui rapportait tout à la magie, à l'astrologie, à l'art cabalistique et à des absurdités qui ont eu leur source dans le polythéisme. Alors on attribuait les maladies nerveuses d'un

carctere plus grave à une puissance surnaturelle;
toute les fois que l'esprit parut troublé par l'intensité du mal. L'histoire célebre et toujours
citée des ursulines de Loudun en est un exemple
mémorable; elle rappelle en outre la vengeance
implacable d'un ministre souverain qui autorisa
le supplice de l'infortuné Urbain Grandier.
Le temps a vengé sa mémoire si cruellement
outragée.

A ces tristes égarements de la raison succé-
derent des systèmes les plus bizarres, que des
hommes très-recommandables par leur pénétration s'appliquerent à faire ressortir, entre
autres le Pere Kircher, qui essaya de prouver
que l'espece humaine avait habité les profon-
deurs de la terre, où elle vivait sans doute à
la maniere des reptiles. De Maillet (Tellia-
med par anagramme) trouva plus convenable de
placer le berceau du genre humain au fond des
mers. D'autres auteurs non moins systémati-
ques ont prétendu que les cendres ou d'animaux ou de plantes pouvaient être ranimées;
que la feuille et le fruit du saule faisaient naître
des poissons et des amphibies; que le vent
avait fécondé des oiseaux, des quadrupedes, et
qu'une femme du Dauphiné était devenue mere
par le seul fait de son imagination ardente,

fable qui occupa beaucoup trop le parlement de Grenoble [1]. Mais l'ignorance, la crédulité se prêtaient à tous les contes, et même certaines écoles prirent part à ces erreurs singulieres ; on voulut y subordonner les altérations de la santé, ne voyant dans les maladies que des humeurs rebelles, des coagulations du sang et de la lymphe, des prédominances acides ou alkalines que l'on voulut dompter avec tous ces médicaments alors accrédités. Bientôt ces écoles, devenues rivales, y substituerent d'autres théories et firent renaître les idées de l'ancienne philosophie corpusculaire ; les phénomenes de la vie se trouverent sous la dépendance des lois mécaniques et chimiques ; la santé fut soumise à des calculs mathématiques, et l'on crut pouvoir surprendre la nature dans ses opérations mystérieuses. Un médecin impo-

---

[1] Pythagore, dont la sagesse opéra dans les mœurs une réforme si salutaire, n'a pu également se défendre de certaines faiblesses de l'esprit. On sait qu'en parlant de la métempsycose, il croyait se rappeler ce qu'était son corps avant d'avoir été Pythagore. Empédocle d'Agrigente, qui adopta les idées de ce philosophe sur la transmigration des âmes, croyait avoir été d'abord fille, ensuite arbre, oiseau, poisson et Empédocle.

sant par sa célébrité donna l'impulsion à cette doctrine qui n'est pas entierement oubliée, et sut asservir les idées à ses systèmes favoris. N'a-t-on pas avancé, pour généraliser les découvertes de Newton sur l'attraction, que l'enfant se formait de cette maniere dans le sein de sa mere ?

Le désir de réduire en système tout ce qui se rattache à l'homme a fait supposer quatre humeurs primitives sur lesquelles on fixa la théorie des tempéraments, que l'on essaya de rapprocher des quatre saisons par un caractere idéal, auquel on crut donner plus de vraisemblance encore en faisant coïncider ces divisions avec la vie humaine partagée en quatre stades ou âges, rapprochements beaucoup trop forcés. « Le bon sens, a dit M. de Ségur, est un » trésor qui manque à tous lés siecles, aux peu- » ples les plus fameux, aux gouvernements » les plus célebres comme aux plus grands » hommes. »

Si l'on passe à d'autres singularités, on voit des enthousiastes assurer que la santé ainsi que la destinée se subordonnent à l'influence des astres, par la prédilection attachée à telles substances médicinales que l'on supposait être sous leur action, douées de vertus occultes,

'et concorder avec certaines lettres hébraïques.
Chaque astre devint bientôt le sujet d'un
culte particulier, et on lui attribua des effets
miraculeux sur tous les corps de la nature ;
tel signe du zodiaque agissait à sa maniere,
produisant l'abondance, la stérilité, les épidémies, les épizooties, etc. La médecine se plia à
ces erreurs, et ce fut au satellite de la terre que
l'on fit jouer le principal rôle. L'on décida qu'il
était plus salutaire de se faire saigner dans la
pleine lune que dans tout autre temps, le sang,
disait-on, éprouvant alors une sorte de turges-
cence : c'était au dernier quartier qu'il convenait
de se purger. Des médecins du dix-neuvieme
siècle attribuent encore à la lune le retour
périodique de différentes maladies et les révolutions menstruelles ; néanmoins l'expérience
fait voir que les périodicités relatives à la santé
ont lieu indistinctement tous les jours. D'après
ces systèmes, on rapporta la terminaison des
maladies à l'influence des différentes phases de
cet astre ; la médecine devint pour ainsi dire
lunatique, et cette épithete fut donnée aux
personnes atteintes d'affections nerveuses avec
trouble de l'entendement.

On pourrait rappeler ici les amulettes tant
préconisées pour se préserver de maladies, et

que le charlatanisme a reproduites sous d'autres formes. Périclès a fait preuve de cette croyance singuliere; abandonné des médecins, et près de succomber dans une peste cruelle, lors de la guerre du Péloponèse, il se laissa mettre au cou un sachet enchanté. Tant que nous sommes maîtres de notre esprit, ces moyens sont dérisoires et sans effets ; mais si l'imagination s'égare et nous entraîne, tout absurdes qu'ils paraissent, souvent ils deviennent salutaires ; aussi Platon, qui a profondément médité sur les faiblesses humaines, a-t-il dit que la médecine dans différents cas pouvait recourir à ces illusions.

L'art de prolonger la vie parut à quelques ambitieux un motif puissant d'attirer l'attention et de trouver des dupes. Claude Diodati, entre autres, publia un traité sur les moyens de la prolonger au-delà d'un siècle. L'impétueux Paracelse crut avec ses élixirs, ses arcanes assurer une plus longue existence encore ; il n'en mourut pas moins à quarante-huit ans. Après lui un écrivain de Florence poussa le délire jusqu'à conseiller aux vieillards de boire du sang de jeunes gens pour se rajeunir, erreur d'où a pu naître la transfusion , attribuée à Wren d'Oxford, ou à Libavius de Hall, qui 'devaient connaître ces vers d'Ovide , dans le sacrifice de Médée pour rajeunir Eson :

Quod simul ac vidit, stricto Medea recludit
Ense senis jugulum , veteremque exire cruorem
Passa, replet succis.

Aussitôt Médée ouvre la *jugulaire* du vieillard , laisse couler le sang , et y substitue les sucs qu'elle a préparés.

D'autres ont proposé de respirer l'haleine de jeunes filles , à l'exemple d'un monarque de l'antiquité, qui, pour ranimer sa vieillesse glacée, couchait entre deux sunamites.

Des rêveurs s'imaginant pouvoir changer les inviolables arrêts du destin , par des formules souvent suspectes , réunirent les substances, les plus disparates par leur nature et leur action. Les lumières que la philosophie répand sur ces sortes de systèmes éclairent un autre genre d'imposture, ce sont certains remedes secrets , encore vantés comme infaillibles , et dont toute l'efficacité repose ou sur des dénominations emphatiques, ou sur le nombre pair ou impair des substances qui les composent, peut-être par une ancienne superstition pour les nombres mystérieux de Pythagore.

On peut rapprocher de ces singularités tous les calculs sur la probabilité de la durée de la vie et les tableaux nécrologiques comparés à ceux des naissances qu'on doit aux recherches de plusieurs savants. Si l'on admet que les climats tempérés les moins exposés aux vicissitudes atmosphériques offrent le plus d'exemple de longévité, que peut-on avancer d'exact relativement aux individus qui vivent sous des influences topographiques opposées, sans parler de l'effet des habitudes diverses, des guerres plus ou moins destructives, de cette différence notable dans la pratique et le succès des médecins, de toutes les causes enfin qui tyrannisent l'homme dès sa naissance? Il est évident que ces circonstances, qui ne sont pas les mêmes partout, accréditeraient difficilement les probabilités sur la durée de la vie, objets d'ailleurs de pure curiosité, de même que la plupart des expériences sur les animaux. La différence qui existe entre notre espèce et celle que l'on choisit communément pour ces sortes d'essais, ne peut avoir que des résultats fort incertains. En outre, que peut-on observer de concluant au milieu d'agitations, de douleurs les plus cruelles, et souvent lorsqu'on a détruit par telle opération tous les rapports organiques des parties entre elles? Obtient-on des résultats plus positifs en introduisant dans l'estomac des animaux des substances ou médicamenteuses ou vénéneuses pour s'assurer de leurs effets sur l'homme?

Des enthousiastes, qui croient que la nature s'est égarée dans ses desseins, ont osé étendre leur critique jusqu'à la structure, à la situation de certains organes. Un d'eux prétend que les reins chez l'homme auraient mieux exécuté leurs fonctions s'ils eussent été placés dans une autre partie du corps. La cause des fievres appelées intermittentes est rapportée tout récemment à des congestions successives de la tête au bas-ventre, par l'alternative des positions verticales et horizontales pendant la veille et le sommeil. Ces réflexions peuvent se rapprocher des idées non moins étonnantes de ces auteurs remarquables par la singularité de leurs systèmes : celui-ci, sous le titre de *Callipédie*, indique la maniere d'avoir de beaux enfants ; un autre possede l'*Art de procréer tel sexe à volonté* ; celui-là, dans sa *Mégalantropogénésie*, fait voir comment on peut donner naissance à des hommes de génie. La *Physiognomonie*, qui traite de la connaissance du moral par l'examen des traits du visage, est encore au nombre des conjectures et des choses de hasard, sans parler des individus dont les habitudes particulieres ont en quelque sorte changé la physionomie et

les dispositions morales : aussi les physiono-
mistes anciens et modernes ont-ils laissé entrevoir l'incertitude de cette science, que des
écrivains regardent comme positive et propre à
servir de guide pour juger les hommes dans les
différentes situations de la vie. La *Cranologie*
du docteur Gall, qui honore ce savant physiologiste, est-elle bien évidente ? Par quelles bosses
ou protubérances reconnaître l'organe des lieux,
celui de la pénétration comparative, du don de
l'exposition , etc. ? Ne pourrait-on pas appliquer à la plupart de ces auteurs ces vers de
Lemierre :

Croire tout découvert est une erreur profonde ,
C'est prendre l'horizon pour les bornes du monde ?

Il est une tâche plus importante et plus glo-
rieuse à remplir envers la société. Au lieu de
l'occuper d'objets souvent inintelligibles , lui
dire à quelles causes rapporter des maux qui
l'accablent et l'obligent de recourir au ministere
du médecin ; la prémunir sur-tout contre ces
passions tyranniques qui éteignent la vie sans
pouvoir être satisfaites, le désir immodéré des
richesses, de la gloire, un amour malheureux ,
sans espoir, etc. Mais au milieu des orages qui
menacent de toutes parts notre frêle existence,

que peut la plus sage morale si elle n'est secon-
dée par la ferme sollicitude des gouvernements
sur ce qui fait partie de l'éducation, seul moyen
de prévenir cette série de maladies effrayantes,
celles de l'esprit entre autres si souvent funestes
à la félicité des peuples?

Le médecin qui bornerait ses méditations à
l'étude des maladies ne remplirait qu'une partie de ses devoirs, de même qu'un législateur
spécialement occupé de lois pénales, dont il
provoquerait l'application rigoureuse, et qui
négligerait de corriger les mœurs, de s'opposer
aux crimes par des institutions propres à prévenir la mollesse, la corruption et tous les maux
qui en dérivent. Le médecin pénétré de la gran-
deur de son ministere doit étudier l'homme
d'une maniere exclusive, le prenant aux sources
de la vie pour ne le quitter qu'au trépas, après
l'avoir suivi dans toutes les situations d'infortune
et de prospérité; il voit les changements que
produisent sur lui l'âge, les lieux, les habitudes,
etc. ; instruit de son organisation, des phénomenes de sa sensibilité, il observe ses rapports
avec ses semblables, et voit chaque jour son
existence s'agrandir ; mais il connaît aussi les
dangers qui le menacent, si dès son début dans
le monde il devient la proie des passions. . .

Combien de victimes entraînées au tombeau par ces affligeantes maladies, toujours si fréquentes parmi nous ! On cite certains philosophes, entre autres Xénocrate et Anaxagore, qui se sont montrés étrangers à toutes les impressions morales, regardant la sensibilité comme une faiblesse. Si ces hommes extraordinaires ont été préservés de bien des maux, n'ont-ils pas dû, par cela même, être étrangers à des sensations, à des jouissances de l'esprit qui peuvent faire les délices de la vie ?

DES
ERREURS
RELATIVES
A LA SANTÉ.

———

CHAPITRE PREMIER.

AIR ATMOSPHÉRIQUE.

Si l'on rapporte à l'influence de l'atmosphère les différences physiques et morales qui caractérisent les hommes, l'étude des principaux phénomenes de l'air doit se rattacher à celle du génie des peuples et à la maniere de les gouverner ; sous ce rapport, les climats appelés tempérés, dont les vicissitudes atmosphériques sont toujours très-fréquentes, doivent présenter à l'observateur beaucoup plus d'objets à ses méditations philosophiques. « Partout où il y a » des changements marqués dans les saisons, a » dit le patriarche de la médecine, l'on trouve » des hommes dont la figure, le tempéra- » ment et les mœurs sont très-différents. »

L'air atmosphérique, par ses propriétés particulieres ; pénetre tous les corps, imprime
une sorte de mouvement et de ressort à l'organisme animal; de là l'importance de rechercher
l'air le plus pur, celui que l'on respire dans les
lieux suffisamment élevés, exposés à l'est ou vers
le nord, loin des marais, des eaux croupissantes
et autres objets insalubres.

L'atmosphère, considérée sous le rapport de
sa température, de son poids, est souvent un
sujet de méprise pour le vulgaire, quand il veut
expliquer les incommodités causées par les orages, par les vents chauds et humides du sud
et de l'ouest. Prenant alors l'effet pour la cause,
l'on croit l'air plus pesant, quoiqu'il manque
au contraire du poids et de l'élasticité nécessaires à l'entretien des forces vitales, d'où résultent le trouble des organes de la sensibilité
et du mouvement, ainsi que la difficulté de
respirer par suite de la diminution des particules
respirables sous un même volume lorsque la
chaleur se joint à l'humidité.

Les chaleurs modérées régularisent ordinairement la sensibilité nerveuse et les différentes
fonctions ; mais devenues plus vives, plus du-
rables, elles ont d'autres résultats ; excitant
presque toujours le cerveau en raison inverse

des forces physiques, elles occasionnent parfois des déterminations funestes, ainsi qu'on le voit dans les climats chauds, où se trouvent ces têtes ardentes et fougueuses, abandonnées à tous les écarts d'une imagination bizarre et déréglée.

Il en est autrement de l'air frais; favorable, pour ainsi dire, à tous les tempéraments, il soutient les forces et concourt à la régularité des fonctions. Sous son influence, les maladies sont moins graves, les opérations du cerveau plus faciles, plus heureuses : c'est peut-être la seule température préférable dans l'état de santé et de maladie.

L'air froid, ordinairement contraire aux personnes faibles, nerveuses, et aux vieillards, porte atteinte à leur sensibilité, aggrave les irritations et différentes maladies chroniques, quand il est plus intense : opprimant alors la force de réaction vitale, il provoque des mouvements fluxionnaires vers les principaux visceres, et devient bien plus redoutable quand il se joint à la température humide. Si au contraire le froid est sec et modéré, ajoutant à l'action des organes, il convient aux complexions délicates, de même qu'à certaines lésions des appareils glanduleux, lymphatiques, et imprime plus d'énergie encore aux sujets vigoureux ; il semblerait les provoquer à ces entreprises audacieuses dont les effets politiques ont causé tant d'alarmes.

Les changements attribués à l'action prolongée du froid se font remarquer sur-tout chez l'homme du nord ; l'espece d'insensibilité qu'il contracte borne pour ainsi dire ses idées à vaincre les rigueurs de ce climat aride et ingrat, qui offre à l'imagination attristée les plus mornes tableaux.

Les modifications que l'on attribue aux diverses températures sur l'homme physique et moral peuvent servir à changer, à réprimer certaines dispositions vicieuses de l'esprit et du corps que l'éducation la mieux dirigée corrigerait difficilement.

Asphixie. Une théorie étayée de l'observation ne permet plus de confondre le méphitisme avec l'asphixie, qui a lieu par l'interception de l'air atmosphérique, ainsi qu'on le remarque chez les noyés, les pendus et ceux qui meurent par excès de froid ou de chaleur. Nous ne parlons point de cette asphixie rapportée par le vulgaire à un boulet de canon passant près du visage ; l'extrême vîtesse de ce projectile ne nuit point à la respiration. Le prétendu vent du boulet, suppose-t-on encore, brise les parties qui en reçoivent l'action. Mais dans ce cas, un membre étant frappé très-obliquement, la peau, qui est fort élastique, cède sans se rompre, tandis que les parties intérieures l'étant moins, et comprimées alors par les os, doivent être plus facilement rompues et désorganisées.

Les noyés, demande-t-on, périssent-ils par afflux d'eau dans les poumons ou dans l'estomac? Les auteurs ont décidé cette question, et démontré que c'est par asphixie : l'eau ne peut passer dans les poumons que quand la constriction de la glotte n'existe plus, la vie ayant cessé. L'eau n'entre dans l'estomac que par la déglutition, qui est un mouvement volontaire.

C'est en supposant toujours, l'eau accumulée à l'intérieur, et pour l'évacuer, que l'on suspend encore les noyés par les pieds, ou qu'on les roule sur le sol, la tête en bas, usage qui peut éteindre promptement les restes de la vie, en déterminant une apoplexie subite. Cette erreur conduit à une autre non moins grave; il suffit, selon le peuple, de rester quelques minutes sous l'eau pour périr. Un tel préjugé s'oppose souvent à l'emploi des secours nécessaires, quoique des observateurs aient prouvé que l'on pouvait être submergé plusieurs heures et même quelques jours sans mourir.

L'inutilité et même le danger de certaines pratiques pour rappeler les noyés à la vie ne peuvent rendre trop attentifs dans leur emploi. On sait que des médecins blâment l'usage des sternutatoires, des fumigations de tabac dirigées par l'anus, etc. Que peuvent en effet ces sortes de remèdes dans un accident qui cause la mort en interceptant le passage de l'air dans les poumons ?

MÉPHITISME. Les émanations diverses qui altèrent la pureté de l'air et le rendent nuisible à la respiration, produisent une série d'accidents plus ou moins funestes, qui constituent le méphitisme, sur lequel les travaux, les méditations des chimistes nous éclairent rarement, malgré les progrès de la chimie pneumatique. Que d'incertitudes en effet quand on voit l'analyse présenter à peu près les mêmes résultats sur l'air des marais et des lieux infects comparé à celui des positions les plus élevées ! N'est-ce pas, comme on l'a dit, une des plus humiliantes leçons que l'orgueil de la science puisse recevoir à l'école de la science même ? De nouvelles recherches font voir combien la chimie est peu avancée à ce sujet. Guiton de Morveau, entre autres, a employé tous les moyens pour analyser un air chargé d'émanations putrides, sans pouvoir y parvenir; aussi a-t-il renoncé à sa première théorie, tout en avouant que l'on n'a pu jusqu'ici pénétrer les opérations mystérieuses de la nature. Ce savant chimiste pense néanmoins que l'azote peut faire le principal caractere de ces émanations, que leur grande énergie dépend d'une surazotation, et d'après son aveu c'est sur une simple probabilité que repose toute la théorie des fumigations désinfectantes.

On ne peut trop faire connaître le danger de respirer l'air altéré des lieux où beaucoup d'individus se trouvent réunis, tels que les temples, les hôpitaux, les prisons, certaines écoles, les salles de spectacle, la plupart des salons de compagnie, etc. Est-il rien de plus affreux que l'événement arrivé au comptoir anglais établi à Calicut, où moururent cent vingt-trois personnes sur cent quarante-six renfermées dans un cachot; chacun avait tout au plus dix-huit pouces carrés pour tout espace. L'accident arrivé aux assises d'Oxford n'est pas moins affligeant; tous les juges et une grande partie de l'auditoire périrent méphitisés par l'émanation infecte des détenus sortis de leurs cachots pour se présenter au tribunal. Mais sans se reporter à ces tristes

événements , il suffit de se rappeler les incommodités qu'éprouvent en général les personnes
faibles , délicates, dans les grandes réunions où
chacun croit trouver un délassement agréable
et tous les charmes de la société. . . Outre la
chaleur accablante du feu et des lumieres, combien n'y rencontre-t-on pas de gens dont les
émanations fétides sont si nuisibles à ceux qui
les approchent! Il y a loin sans doute de ces fêtes
bruyantes , prolongées dans la nuit , et termi-
nées par des repas indigestes , à ces réunions
amicales , toujours peu nombreuses, où regnent
l'enjouement et la franchise ; la santé ne peut y
redouter ni le méphitisme ni les excès de table.

Au nombre des gaz méphitiques les plus
connus se trouvent ceux qui se dégagent soit
du charbon incandescent , soit des boissons
fermentées, du grain altéré pour obtenir l'ami-
don , ainsi que des substances employées dans
les arts où ils servent à confectionner divers
objets. On doit préférer à tous les moyens de
désinfection ceux que la chimie moderne indique
comme plus efficaces , et non ces préparations
insignifiantes , telles que le vinaigre des quatre
voleurs et autres compositions bizarres que
la crédulité regarde comme un préservatif
certain , de même que le linge , les aromates

brûlés ; ces combustions absorbent le peu d'air vital qui les entoure, et ajoutent souvent aux exhalaisons des lieux infectés. C'est un procédé insignifiant de verser du vinaigre ou sur des charbons ardents ou sur une pelle rougie au feu ; il se décompose aussitôt et reste sans effet.

CHAPITRE DEUXIEME.

EAUX.

L'INFLUENCE de l'eau sur la plupart des corps organiques attira toujours l'attention des hommes éclairés ; mais le vulgaire ignore en général que les bonnes qualités de l'eau sont dues à la pureté de l'air et du sol ; que la présence de différents sels, la décomposition de substances animales et végétales, le rouissage du chanvre, les terres calcaires, en occasionnent l'altération.

L'eau qui provient de la fonte des neiges et des glaces a été regardée dans tous les temps comme impure et une des principales causes de cette sorte de dégradation, appellée crétinisme, plus particuliere au Bas-Valais et à une partie des Pyrénées, quoique la position de ces contrées doive beaucoup y contribuer, ainsi que

le régime habituel des habitants. L'eau des ci-
ternes, des puits trop profonds, mal aérés,
situés près des égouts, des latrines, des cloa-
ques, est également d'une mauvaise qualité [1].

Depuis Hippocrate jusqu'à nous les médecins les plus illustres n'ont cessé de faire valoir
les avantages de l'eau dans l'état de santé et de
maladie, en variant sa température selon les cas.
Cette simplicité de la médecine primitive a
trouvé dans tous les temps des détracteurs qui
lui ont substitué une effrayante profusion de
drogues pharmaceutiques. Le professeur Percy
est un de ceux qui s'est le plus judicieusement élevé contre ces applications nuisibles, et
d'après ses savantes observations rien ne peut
remplacer l'effet de l'eau tiede sur les tumeurs
récentes que l'on charge de cataplasmes ou topiques analogues, aussi contraires par leur poids
que par la nature des substances que l'on y
fait entrer. « S'il fût possible dans un coup de

---

[1] Dans beaucoup d'endroits, même assez élevés,
se trouvent des couches de terres argileuses, à une
profondeur de 40 à 5o pieds, où sont des sources suffisantes pour fournir de l'eau. Si l'on creuse davantage,
l'on peut descendre de 90 à 100 pieds, où elle est ordinairement mauvaise.

feu ou tout autre blessure grave, dit ce médecin célebre, d'immerger la partie blessée dans
l'eau, à une température convenable, pendant
les dix à quinze premiers jours de l'accident,
il y aurait bien moins d'amputations, et l'on
conserverait la vie à beaucoup plus de blessés. »

Nous nous permettrons d'ajouter à ces sages
réflexions que si tous les médecins faisaient un
plus grand usage de l'eau à l'intérieur, l'appro-
priant pour les doses et la température à l'état
des individus à qui elle convient, ils en obtiendraient sans doute plus de succès que de toutes
ces potions et tisannes dont les vertus sont si
contestables. Mais il faut de l'illusion en maladie
comme en santé, et les moyens trop simples,
trop connus ne peuvent satisfaire une imagination avide de choses dont elle attend toujours
de grands effets.

La prévention sur les propriétés de l'eau la
fait regarder comme affaiblissante par les uns,
échauffante ou excitante par les autres, peut-
être d'après des dispositions individuelles qui
ne peuvent pas servir de regles. L'expérience
prouve depuis long-temps que l'eau facilite la
digestion, régularise les secrétions, préserve
de certains maux de la vessie, et concourt à la
longévité. Elle est le remede de différentes mala-

dies chroniques, et peut convenir à tous les âges, quand l'on en use avec discernement; il faut avoir soin de n'en pas trop boire après les repas, ainsi que certaines personnes le font par principe de santé, sans se douter qu'elle trouble leur digestion.

EAUX MINÉRALES. Dans un temps où l'on croyait multiplier les ressources de la médecine, les eaux minérales étaient un objet de mode et de bon ton; chacun y recourait, même pour les plus légères incommodités. Les sociétés agréables et nombreuses dont elles étaient le rendez-vous, les fêtes, les amusements que l'on s'y procurait, devenaient pour beaucoup de monde un remède puissant; une diversion à l'ennui. Le hasard a fait voir que dans des circonstances semblables, avec des distractions, l'eau ordinaire avait des résultats favorables, et jamais l'inconvénient des eaux minérales sur certaines complexions [1].

[1] En 1816 nous fîmes connaître l'analyse par vaporisation des sources salines de la Suze, petite ville à quatre lieues sud du Mans. Une livre de cette eau donne :

Sel marin ou hydrochlorate de soude, ... 34 gr.

Sel marin calcaire ou hydrochlorate de chaux, . 22

Sel marin à base de magnésie ou hydrochlorate

de magnésie, ... 6

CHAPITRE TROISIEME.

LIEUX, HABITATIONS.

C'est aux lumieres de la médecine antique, à l'école d'Hippocrate, que nous sommes redevables des connaissances les plus essentielles de salubrité, dont l'application est généralement négligée, sur-tout dans les campagnes ; aussi les habitations des hommes et des animaux se trouvent-elles exposées indistinctement à tous les vents, encombrées de fumiers, d'immondices, d'eaux croupissantes qui deviennent des foyers de maladies plus ou moins désastreuses que l'ignorance et la superstition rapportent au sortilége ou à aucune puissance surnaturelle invoquée par des gens envieux et vindicatifs.

Partout les mares, les abreuvoirs reçoivent l'égout des fumiers, ou servent au rouissage du chanvre, quand une trop grande distance empêche cette dangereuse macération dans

___

Sélénite ou sulfate de chaux, ... 2

Craie ou sous-carbonate de chaux, ... 3

Argile pure ou alumine, ... 2

Perle, 3 à 4 grains.

les rivieres. L'intérieur des maisons n'offre pas
moins d'insalubrités : on y voit des ménages entiers pêle-mêle avec des animaux domestiques
languir dans la plus dégoûtante malpropreté ,
privés d'air, de lumiere, et se nourrir des plus
mauvais aliments.

Les villes péchent aussi contre les lois sani-
taires ; outre la mauvaise situation d'un grand
nombre et leur population trop considérable,
elles offrent des rues étroites, tortueuses, sales,
humides, inaccessibles à la-lumiere solaire. Des
maisons trop élevées , construites en pierres
absorbent, retiennent l'humidité et renferment
des appartements mal disposés qui avoisinent
des latrines, des fumiers, des égouts infeqts [1].

Ces causes d'insalubrité entourent plus ordinairement l'asyle du pauvre, et ajoutent encore
à sa misere et à tous les maux qui l'accablent.
La demeure du riche n'est pas exempte d'incommodités, pour celui sur-tout qui passe sa
vie dans l'oisiveté ; manquant d'air pur, sans se

[1] Il convient d'éloigner les fosses d'aisances des
lieux habités, des caves, puits, etc. , de leur donner une
forme ronde, de crainte que les gaz , si dangereux pour
les vidangeurs, ne les incommodent par leur séjour
dans les angles du mur des latrines.

livrer à aucun exercice salutaire, au milieu de l'opulence et des soucis :

Crescentem sequitur cura pecuniam
Majorumque fames.
La cupidité et les soucis croissent avec les richesses.

HORACE.

Les auteurs d'hygiene font connaître tout l'avantage des villes exposées à l'est, entre le levant d'été et celui d'hiver, préservées de l'émanation des cimetieres, marais, voiries et de tous les établissements contraires à la santé, où d'ailleurs les murs, les remparts, les plantations d'arbres, etc., n'empêchent point le renouvellement libre de l'air. C'est sous une telle influence que l'on trouve la plus belle espece d'hommes, les eaux, les productions végétales de meilleure qualité, des maladies peu nombreuses, et rarement graves. L'exposition du sud-ouest au nord-ouest devient au contraire très-défavorable, quand l'humidité est stationnaire ; aussi les épidémies y sont-elles plus fréquentes, plus redoutables, la vie plus courte, les dispositions physiques et morales moins faciles et moins heureuses.

S'il importe aux grandes villes d'avoir des eaux abondantes et de bonne qualité, il est avantageux aussi qu'elles soient à l'abri d'inondations, relativement aux maladies particulieres qui en sont les suites quand cette humidité se prolonge.

PRISONS. Au centre de la plupart des villes se trouvent encore des maisons d'arrêts qui deviennent souvent des foyers des maladies très-destructives par les causes diverses d'insalubrité qu'on y remarque ; et en même temps que la nourriture n'y est pas toujours assez substantielle, le manque d'air et de lumiere, le découragement, les affections les plus tristes comcourent encore à rendre affreux ce séjour d'infortune qui attire trop rarement la pitié publique.

Si l'on considere les prisons sous le rapport moral, on conçoit la nécessité d'y établir des ateliers pour prévenir cette dangereuse oisiveté qui ajoute à tant d'autres causes de corruption, si souvent inséparables d'un mauvais régime. L'excellent mémoire du docteur Willermé, inséré dans le dictionnaire des sciences médicales, paraît avoir prévu tout ce qui intéresse ces établissements. Puissent les hommes d'état profiter des réflexions qu'il renferme ! Déjà l'on avait entrevu la possibilité de rappeler à des sentimens d'honneur et de probité des malheureux dont le cœur n'est pas entierement fermé au repentir. Ce serait à l'aide d'exhortations sages et religieuses, secondées d'occupations utiles et soutenues, que l'on pourrait vaincre ou modifier les penchants qui les égarent, et leur faire oublier cette affligeante situation.

Il faut se rappeler dans le classement des détenus d'isoler les plus criminels, afin de prévenir l'influence redoutable qu'ils exercent toujours sur les moins corrompus, dont la perversion, ordinairement très-prompte, se signale par de nouveaux crimes au sortir des prisons.

La raison exigerait aussi plus de philosophie dans le choix des peines infligées aux coupables, nous voulons parler des diverses flétrissures, telles que le carcan, la marque, les galères, etc., qui remplissent si rarement l'intention du législateur. En effet, on veut que tel homme sur qui l'on a imprimé des taches ineffaçables dans nos mœurs rentre dans la la société, dans sa famille, et non dans le sentier de l'honneur; les préjugés ne permettent pas de croire que l'âge, la réflexion et autres circonstances puissent changer ou détruire ces déplorables penchants. Repoussé partout, et déclaré indigne de remplir des emplois publics, cet infortuné s'abandonne à sa fatale destinée et se pervertit davantage.

Cabanis, très-connu par ses écrits, voudrait que les prisons fussent consacrées au traitement des vices sociaux, que l'on considererait en général comme maladies morales, soit qu'elles proviennent de l'éducation ou des dispositions originaires, et qu'on cessât de leur opposer des supplices plutôt calculés par l'ignorance, la cruauté, que par le savoir et la sagesse. Ne sont-ils pas insuffisans pour l'exemple?.. Le sort qu'une puissance européenne réserve à ses criminels ne révolte point la nature et s'oppose à ce qu'ils nuisent désormais. Jettés sur une terre étrangère, à Botany-Bay, et privés pour toujours de revoir leur patrie, ils deviennent généralement moins pervers.

Hopitaux. « Les nations riches ont besoin
» d'hôpitaux, a dit Montesquieu, parce que la
» fortune y est sujette à mille accidents. Mais
» des secours passagers vaudraient bien mieux
» que des établissements perpétuels : le mal est
» momentané, il faut des secours de même
» nature, et applicables à l'accident particu-
» lier ». — Quand la nation est pauvre, la pau-
» vreté particulière dérive de la misere géné-
» rale ». — Tous les hôpitaux du monde
» ne pourraient guérir cette pauvreté ; au
» contraire l'esprit de paresse qu'ils inspirent

» augmentent la pauvreté générale, et par con-
» séquent celle qui est particuliere. » Nous lais-
sons aux penseurs à méditer ces réflexions ; ils
savent d'ailleurs que les hôpitaux, ces établissements créés par la pitié et la bienfaisance,
n'ont d'autre destination que pour le malade
pauvre, l'enfant abandonné et le vieillard sans
secours. Pour mettre le complément à ces institutions philanthropiques, on désirerait voir
partout la mendicité anéantie : ses progrès
croissants sont en quelque sorte l'opprobre de
la civilisation.

Si l'on admet la nécessité des hôpitaux,
on doit savoir que leur position au centre des
villes s'oppose à la salubrité, et qu'ils devraient
toujours être opposés aux vents qui regnent
le plus ordinairement dans la contrée. Nous
dirons un mot du régime de ces maisons de
secours, sans rappeler ces temps peu éloignés
où l'on réunissait plusieurs malades dans le
même lit, malgré toute la différence d'âges et
de maladies. Souvent la mort venait frapper sa
victime auprès d'un convalescent encore très-
faible, ou d'un malheureux dont la maladie
commençante s'aggravait bientôt par la frayeur
qu'un tel spectacle doit produire sur un esprit
accessible à toutes les impressions tristes.

Les aliénés trouvent un asyle dans divers hôpitaux ; mais rien n'est plus hideux que les loges où on les tient renfermés ; on dirait des animaux féroces offerts à la curiosité publique. Repoussés, comme n'appartenant plus à l'espece humaine, ils sont en outre exposés aux rigueurs des saisons , aux mauvais traitements de leurs gardiens , sans autre secours qu'un aliment très-grossier et un peu de paille pour prendre quelque repos après les plus douloureuses agitations. Il est évident qu'une aussi cruelle situation doit aggraver le trouble de leur esprit et prolonger leurs souffrances.

Il suffit de se rappeler les causes de l'aliénation mentale, ses caracteres variés , pour concevoir l'inconvénient de trop rapprocher les maniaques dans un même local. On doit choisir au contraire les lieux les plus propres à faire cesser leurs illusions , à calmer ces mouvements d'effervescence et de fureur qui ont des résultats si fâcheux. Condamner ces victimes des passions à une réclusion perpétuelle, c'est montrer la plus révoltante cruauté, de même que les soumettre à des traitements rigoureux et perturbateurs , encore suivis dans certains hôpitaux. Si les localités ne permettent pas toujours de guérir ces malheureux , au moins qu'ils ne soient pas privés des égards que l'on doit à l'humanité si cruellement affligée. Ce n'est point avec des chaînes, des mauvais traitemens que l'on réprime les maniaques en fureur; un gilet de force, des lieux sombres et silencieux sont les moyens que leur offre la raison compatissante.

Les vieillards infirmes, ordinairement nombreux dans les hôpitaux, n'y sont pas préservés de cette ennuyeuse inaction qui ajoute encore aux maux qui les accablent. On conçoit que des travaux appropriés à leurs facultés, et quelques gratifications à titre d'encouragemens, pourraient les tirer de ce pénible état : l'oisiveté est si souvent la source des malheurs de la classe indigente.

On voit encore dans quelques hôpitaux des hommes exclusivement chargés du soin des malades ; cependant les infirmiers en général n'ont point les qualités convenables pour cet important service, qui devrait toujours être réservé pour les femmes, que l'adresse et l'active sensibilité rendent bien plus essentielles dans ces établissemens.

CHAPITRE QUATRIEME.

ALIMENTS.

CERTAINS peuples de l'antiquité, dont la religion était d'accord avec l'hygiene, rejettaient de la classe des aliments salubres les viandes de divers animaux comme nuisibles, sur-tout aux personnes atteintes de maladies chroniques de la peau. On trouve dans le Lévitique une longue énumération de substances animales que l'hygiene moderne a également proscrites, quoiqu'on en tolere toujours la vente, comme celle du pain de mauvaise qualité, des boissons falsifiées, et des fruits qui sont loin encore de leur maturité.

Rien dans nos usages n'offre peut-être plus de différences, de bizarreries que le choix et la préparation des aliments. Partout on voit des gens d'une ignorance profonde régler le régime de maisons considérables, d'une maniere tout-à-fait contraire à la santé. « Vous » vous plaignez d'une foule de maux, disait « Sénéque aux Romains intempérants, ce sont » vos cuisiniers qui vous les procurent. » —

» Il est sûr, a dit l'auteur du *Traité de l'Expé-*
» *rience,* que nos humeurs viciées de tant de
» manieres par cette absurde combinaison d'a-
» limens, doivent produire des affections incon-
» nues aux anciens médecins ». Eh ! pourquoi,
au milieu du progrès des sciences physiques et
des réformes tant désirées dans les médicamens,
ne pas appliquer ce même esprit à l'art culi-
naire, que l'on doit mettre avec raison au nombre des causes destructives de la santé ?

Qui ne rirait de voir qu'avec un soin extrême
L'homme ait inventé l'art de se tuer lui-même!
A force de ragoûts et de mets succulents
Il creuse son tombeau sans cesse avec les dents.

Regnard.

Des gens entraînés par la plus honteuse glou-
tonnerie surchargent chaque jour leur estomac,
et pour reproduire ce nouveau plaisir s'excitent
à vomir, afin de se gorger d'autres aliments.
Cette avilissante habitude, qui n'est jamais
déterminée par la faim, ne doit pas être confondue avec une affection appelée boulimie,
polyphagie, homophagie, etc. . . [1].

---

[1] Etait-ce par une disposition naturelle des organes
digestifs, a dit le professeur Percy, que Milon de Cro-

Pour justifier les excès de table, souvent l'on cite des personnes très-âgées qui suivent impunément le plus mauvais régime ; mais plus sobres, n'auraient-elles pas vécu davantage et mieux portantes ? Jamais il n'est indifférent de faire usage d'aliments de bonne ou mauvaise qualité, et si l'appétit paraît également satisfait par les uns et les autres, quelle différence dans leurs effets ! Ils ne peuvent être également réparateurs ; les végétaux nourrissent bien moins que les viandes, à volume égal, donnent moins de force et de courage. Sous un autre rapport, l'on conçoit l'inconvénient ou

---

tone et autres athletes, consommaient des quantités si considérables de viandes, et qu'un roi de Lydie mangea sa femme en une nuit ? Bijou, garçon de la ménagerie de Paris, se repaissait des animaux qui y périssaient, ainsi que des restes de cadavres et des choses les plus dégoûtantes. Tarare, de Lyon, se nourrissait d'animaux les plus immondes, dévorait des chats vivants, leur déchirait le ventre avec les dents pour en sucer le sang. Il buvait celui des malades que l'on saignait. On assure qu'il mangea des enfans, des cadavres putréfiés. Souvent il avala des pierres, des vases, des écritoires, etc. Cet homme, d'une figure ignoble, exhalait une odeur infecte. Il est mort à 28 ans. L'horrible fétidité de son cadavre permit à peine quelques recherches anatomiques sur les organes du bas-ventre.

l'avantage de ces différentes substances quand il s'agit de corriger, de modifier certaines complexions par le régime, sans oublier que la diete exclusivement végétale occasionne des désordres intellectuels, et accélere en général la décrépitude, lorsque l'on y joint des jeûnes prolongés.

Si l'on examine la forme des dents, celle de l'estomac et des intestins de l'homme, la nature des fluides gastriques, de même que la différence des saisons et des climats, on se convaincra bientôt de la singularité des systèmes sur l'avantage du régime végétal, ainsi que sur l'usage exclusif des viandes. . . Il est évident que si l'homme n'abuse point de sa santé, son instinct, sa raison lui indiquent presque toujours ce qui convient à son tempérament et à ses habitudes. L'indigene du nord recherche les viandes les plus nourrissantes, les plus animalisées, celles qui par la digestion développent plus de chaleur, peuvent réveiller les forces et l'activité de la pensée ; tandis que l'habitant des climats chauds prefere les légumes, les fruits, les boissons acides, comme propres à tempérer l'effet de la chaleur du climat, et à prévenir cette sorte de putrescence à laquelle prédisposent les contrées brûlantes.

L'heure des repas, si généralement irréguliere selon les pays et les rangs de la société, est assez uniforme dans les classes opposées, chez les gens les plus élevés et les artisans, qui s'éloignent toujours de ceux que leurs nombreuses occupations obligent à des rapports continuels avec le public. Sans cesse détournés, ils mangent quand le temps le leur permet, ou lorsque l'appétit les y force. Toutes leurs habitudes offrent la même irrégularité : rarement ils consacrent la nuit au repos ; le tourment des affaires et de la fortune les suit partout, au préjudice de leur santé. Ceux-là ignorent cette judicieuse réflexion d'Horace :

At bona pars hominum decepta cupidine falso ,
Nil satis est, inquit, quia tanti quantùm habeas sis.

La plupart des hommes sont aveuglés par une fausse ambition ; ils n'ont jamais assez, et croient ne valoir que par les richesses qu'ils possédent.

La raison semblerait subordonner l'heure et le nombre des repas au besoin plus ou moins pressant de manger ; mais les médecins en général veulent qu'ils soient toujours réguliers, que trois repas suffisent aux adultes, jamais moins de deux ; quatre, et même cinq pour les enfans. D'autres en diminuent le nombre, quoique la différence des climats, des saisons, des tempéraments, des habitudes fassent varier ces regles. La mode, le bon ton exigent maintenant que le déjeûner remplace le dîner d'autrefois, et le dîner le souper de ces temps-là ; les mots seuls ont changé. Tout le monde sait qu'à la fin du regne de Louis XIV, l'on dînait encore à onze heures, le déjeûner se faisait assez matin, et le souper vers sept heures, même à Paris.

Un mot sur des boissons très-usitées, sujet toujours nouveau de préjugés, terminera cet article.

VIN. La vigne, selon Anacharsis, porte trois sortes de raisins, le plaisir, l'ivrognerie et le repentir. Ceux qui, pour justifier leurs penchants, s'autorisent de commentaires inexacts d'Hippocrate sur l'usage du vin, ignorent la pureté de ses préceptes touchant la sobriété. Ce médecin savait que l'homme ivre se ravale au-dessous de la brute, que dans cet état ignoble il est un objet de risée et de mépris. Si des artistes, des poëtes ont dû leurs inspirations à Bacchus, il est aussi des auteurs de génie qui n'ont jamais fait d'oblations à ce dieu sans un profond repentir. Que l'usage du vin convienne à certaines complexions, ou quand l'humidité prédomine, ce n'est pas un motif pour abuser de cette boisson excitante, quand elle est d'une mauvaise qualité, ou qu'elle contient trop d'alcool, ainsi qu'on le voit dans les vins de couleur jaunâtre, si nuisibles aux sujets sanguins, bilieux et nerveux.

L'ivrognerie a été séverement punie chez des peuples qui en redoutaient les effets, et sous François Ier., celui qui s'enivrait était fouetté publiquement à la troisieme fois. En cas de récidive, on le bannissait avec amputation des oreilles. . .

L'école de Salerne oublie sans doute les maux attachés à l'ivresse, lorsqu'elle dit :

Si nocturna tibi noceat potatio vini ,
Matutina hora rebibas et erit medecina.

Si l'usage du vin t'incommode pendant la nuit , tu te guériras en buvant encore le matin.

Vouloir guérir un mal tant qu'on entretient la cause qui le produit est chose bien étrange !

C'est à l'abus du vin, de l'eau-de-vie et autres liqueurs alcooliques que l'on attribue les plus redoutables maladies , sur‑tout l'aliénation mentale et les combustions spontanées [1].

---

[1] L'eau-de-vie , dit-on , a pour auteur Arnaud de Villeneuve , qui vivait dans le 13° siecle. Peut-être lui a-t-il donné cette dénomination pour en avoir obtenu

Dans beaucoup d'endroits où le vin est rare ou à un prix élevé, il devient dangereux pour la classe peu aisée, pour les ouvriers, par ses falsifications avec des substances végétales ou métalliques que l'on y fait entrer, particulierement la litharge et le sel de saturne, qui ont des effets plus ou moins déléteres.

CAFÉ. Depuis l'importation du café en Europe par les Hollandais dans le seizieme siecle, il a été le sujet d'une foule d'écrits, dont la plupart attirent encore les railleries du lecteur quand ils heurtent ses idées et ses goûts. Les amateurs de café s'autorisant des éloges outrés de Fontenelle, de Voltaire, Delille et autres, répetent qu'il fait les délices d'une partie du globe, et que son usage est généralement·salu-

quelques effets favorables par hasard. Mais s'il fut poursuivi pour ses erreurs théologiques, la raison aurait dû prohiber aussi sa découverte comme liqueur potable, puisque les maladies les plus funestes peuvent être le résultat de son usage. Telles personnes prennent de l'eau-de-vie pour faciliter leur digestion ; telles autres pour chasser la pituite, sans se douter que cette fâcheuse habitude les expose à des indurations d'estomac, au squirre du pylore, maladies toujours mortelles que des médecins crédules, ou peut-être de mauvaise foi, disen avoir guéries.

taire. Mais quels que soient les effets qu'on lui suppose, il faut se rappeler qu'il donne à l'analyse une substance amere et aromatique, de la résine, de l'acide gallique, etc., produits excitants qui exaltent l'action nerveuse, causent l'insomnie, des hémorragies, sur-tout chez les jeunes gens, les sujets maigres, bilieux, ou disposés aux congestions sanguines. L'usage du café dans les circonstances opposées, et après le repas le plus copieux du jour, peut être favorable à la digestion, en stimulant l'estomac. Il n'en est pas de même de son union avec le lait, espece de soupe qui fait le déjeûner d'une partie de la population des grandes villes. On sait depuis long-temps que les médecins observateurs ont signalé ce mélange comme nuisible aux personnes nerveuses, prédisposées à l'hypocondrie, à l'hystérie et à la leucorrhée.

Cette erreur si générale sur l'usage du café au lait paraît provenir de sa digestion plus tardive et du peu d'appétit qui en est ordinairement la suite ; aussi le regarde-t-on comme nourriture réparatrice et de bonne qualité, méprise qui se joint à tant d'autres sur les aliments.

Des auteurs rapportent les premieres notions sur l'usage du café au supérieur d'un monastere d'Arabie. Après en avoir observé l'effet sur des chèvres qui en mangerent par hasard avec leurs fourrages, il en fit prendre à ses religieux, pour prévenir le sommeil pendant les offices nocturnes, ce qui réussit. Il paraît que le D. Rauwolf, d'Ausbourg, a fait connaître le premier cet arbrisseau. Les Hollandais le cultiverent d'abord à Surinam ; les Français ensuite à la Martinique et à Cayenne.

Thé. Les relations commerciales des Hollandais avec l'Inde ont accrédité le thé comme indispensable pour une partie de l'Europe, quoiqu'il soit beaucoup plus avantageux au fisc qu'à la santé. D'après les observations des médecins chinois et japonais, confirmées par celles de Zimmerman, Linné, Smith, Cullen, etc., tout prouve que cette plante n'a point les vertus qu'on lui suppose, sur-tout dans les indigestions, quoique des médecins hollandais l'aient préconisée comme une sorte de spécifique pour complaire à leur gouvernement.

Divers commerçants, par esprit de calcul, savent mettre à profit cet enthousiasme pour le thé, afin d'accommoder tous les goûts, et par une sophistication qui leur réussit, ils publient qu'il en existe de plusieurs especes auxquelles ils donnent des dénominations insignifiantes.

Les botanistes , les voyageurs assurent que ces différences , à part les falsifications , l'addition des aromates , ne proviennent que de l'âge de l'arbuste , du choix des feuilles , du temps de leur récolte et de la maniere de les dessécher. Le thé roux , dont les feuilles sont jeunes et très - torréfiées , est moins nuisible en général que le thé vert, qui a des feuilles plus fortes, plus âgées , recélant un principe vireux qui porte atteinte à la sensibilité nerveuse et à l'irritabilité musculaire.

Quel attrait singulier pour une plante si éloignée de nos climats , presque toujours altérée , et dont les propriétés trouvent rarement une utile application !

CHAPITRE CINQUIEME.

VETEMENTS.

Si l'on doit rapporter plusieurs difformités aux ravages de certaines maladies , l'expérience nous fait aussi connaître bien des maux occasionnés par la forme plus ou moins gênante des vêtements lors de l'accroissement du corps. Les législateurs de l'antiquité , celui de Sparte entre autres, en apprécierent tous les effets sur la santé et sur les mœurs ; ils en firent un point essentiel d'éducation physique. Nous nous bornerons à signaler quelques préjugés relatifs à l'habillement de nos jours.

Un coup-d'œil sur la plupart des animaux ; toujours plus chargés de poils dans le nord que dans les contrées méridionales, et sur ceux de nos climats, qui perdent une partie de leur fourrure en été pour la recouvrer en hiver, devraient sans doute servir d'exemple aux auteurs qui prétendent qu'avec des étoffes légeres on peut s'exposer impunément à l'intempérie des saisons, et que le corps, ainsi que le visage, peut se passer de vêtements. Mais oublieraient-ils que la tête, par sa structure, jouit d'une vitalité particuliere relativement aux organes qui s'y trouvent placés, et que des maladies d'un caractere souvent très-graves frappent les enfants, les personnes faibles qui bravent les rigueurs de l'atmosphere ? . . La raison, d'accord avec la santé, fait voir que quand la température change d'une maniere incommode, la forme et le tissu des vêtements devraient changer aussi.

Les préceptes de Rousseau et autres écrivains qui se sont élevés sur l'inutilité d'accommoder nos vêtements aux différentes températures , tendraient à nous assujettir aux habitudes des premiers Gaulois [1]. L'histoire rapporte que ces peuples perdaient beaucoup d'enfants par ces usages destructeurs. Combien n'en voit-on pas parmi nous qui ne peuvent sans inconvénient avoir la tête exposée au froid et à l'humidité, cette partie dans l'enfance étant presque toujours un centre de mouvements fluxionnaires , d'éruptions regardées comme dépuratives, qui exigent beaucoup de soins !

La forme gênante des premiers vêtements de l'enfance a été signalée par Lycurgue et Hippocrate , qui ont désigné tout ce que les maillots pouvaient offrir d'incommode. Cette torture continuelle les empêche de se mouvoir, leur arrache des cris que l'on attribue à la dentition , à des douleurs intestinales , à la

---

[1] L'impression du froid se fait souvent sentir d'une manière funeste sur les enfants naissants que l'on porte l'hiver à l'église pour le baptême, et si on leur verse de l'eau bénite froide sur la tête. Le prince évêque de Wurtemberg a prévu les effets de cette dangereuse transition, en ordonnant aux ecclésiastiques de son diocese d'aller baptiser dans les maisons , et de se servir d'eau tiede , prévoyance qui devrait être généralement imitée depuis long-temps , ainsi que des médecins l'ont répété.

présence des vers ou à toute autre cause ;
et au milieu de ces méprises, on les berce à
outrance, ou bien on les force de téter, de
manger. Si les cris se prolongent, on hasarde
quelques remedes dont l'inutilité aussitôt recon-
nue fait penser enfin qu'une épingle, un cordon
peuvent occasionner ces larmes. A peine débar-
rassés des liens de leur maillot, ils se calment
et tressaillent de joie, s'efforçant de remuer
leurs membres engourdis. Mais bientôt on les
empaquete de nouveau, et si les cris recom-
mencent, alors un breuvage perfide pour ces
jeunes infortunés, la décoction de pavot les
stupéfie et peut même leur causer la mort,
si les doses en sont trop fortes ou trop rapprochées. Voilà le sort affreux que préparent à
leurs enfants des meres coupables qui, pour se
procurer une fraîcheur éphémere, ou donner
plus de temps à leurs plaisirs, s'affranchissent
du devoir de l'allaitement ! . . Elles croient
qu'une femme étrangere fera échange de soins
et de tendresse pour un modique salaire. Ces
meres imprévoyantes oublient qu'en laissant
trop tard leurs enfants chez une nourrice elles
se privent peut-être pour toujours d'affections
inappréciables.

L'influence des vêtements, par rapport aux

mœurs et à la santé, doit fixer toute la sollicitude des législateurs sur ce point important d'éducation physique. N'existe-t-il pas en effet une différence notable entre les vêtements des peuples libres et ceux qui se trouvent assujettis à des lois despotiques, ou astreints aux usages incommodes d'une civilisation caduque?

Malgré tous les prestiges attachés à la nouveauté beaucoup de femmes s'occupent davantage de leur santé, et paraissent profiter des tristes exemples de celles qui ont payé de leur vie cet attrait pour les modes. Elles se découvrent moins les bras, la poitrine, se servent d'étoffes plus convenables en hiver, et font plus rarement usage de buscs et de corsets baleinés ; aussi voit-on moins de maladies de poitrine, de difformités de la taille, depuis que l'on ne comprime pas autant ces parties. Les hommes ont fait aussi quelques réformes en supprimant des ligatures qui nuisaient au développement du corps, à la beauté des formes. Il en est encore une assez gênante, les cravates à coussins baleinés peuvent occasionner des accidents, des congestions au cerveau en comprimant les vaisseaux du cou, si elles sont serrées de manière à empêcher le retour du sang vers le cœur.

Depuis long-temps la critique signale la forme singuliere que les hommes donnent à leurs chaussures : ces hauts talons tant de fois blâmés chez les femmes obligent à se porter le corps en avant, changent le centre de gravité, et rendent la marche moins facile. La conformation du pied de l'homme montre assez l'inutilité de ces hausses, qui exposent en outre aux chutes et aux entorses.

La forme des chaussures varie tellement en France que l'on a vu dans un instant quitter le soulier rond pour en prendre un fort pointu ; ensuite carré, alternativement couvert, découvert sur le pied, et l'espece d'échasses d'aujourd'hui remplacer les chaussures sans talons.

Les femmes tiennent davantage à la forme de leurs souliers, mais elles les portent généralement trop étroits ; il en résulte une compression qui déforme le pied, occasionne des nodus, des cors et autres incommodités auxquelles sont aussi exposés ceux qui portent des sabots.

Si des chaussures découvertes et trop serrées engorgent les pieds, autre inconvénient lorsqu'elles sont trop couvertes, leurs attaches compriment alors les vaisseaux, les nerfs de ces parties, et causent des tuméfactions douloureuses. Les bottes trop justes gênent la circulation dans les membres inférieurs ou abdominaux , nuisent à leur développement et à leur action.

CHAPITRE SIXIEME.

COSMÉTIQUES.

Le désir de cacher certaines lésions de la peau , de corriger l'outrage des ans , a fait naître l'idée des cosmétiques , préparations parfois suspectes et toujours recherchées des femmes, qui recourant à ces artifices destructeurs , ignorent qu'avec une élégante simplicité et une vie sobre elles peuvent long-temps plaire.

Les anciens, comme on le sait, employaient avec avantage les huiles fixes ou autres substances grasses, soit pour donner plus de souplesse à la peau , soit pour prévenir l'action rigoureuse du froid , particulicrement dans les voyages de long cours. Xénophon s'en servit dans une expédition militaire avec un succès alors inespéré. De grands capitaines depuis lui n'ont pas été aussi prévoyants.

Parfums, Essences. C'est à l'art du parfumeur que la mollesse et la sensualité doivent toutes ces substances odorantes , parfums , essences , si fréquemment employés pour masquer certaines émanations incommodes qui proviennent si souvent de l'intempérance et de la mauvaise santé , circonstances auxquelles on peut appliquer cette antithèse de Martial :

Hic male semper olet qui bene semper olet.
Celui-là sent toujours mauvais qui sent toujours bon.

Les essences par leur nature entretiennent l'aridité de la peau et remplissent assez mal les vues de ceux qui en font usage ; tandis que les bains tiedes , la propreté , les onctions d'huiles douces , la sobriété et le calme de l'esprit sont bien préférables à ces substances toujours si destructives.

FARD. Son usage était connu dès la plus haute antiquité ; les filles de Sion et de Babylone se teignaient le pourtour des yeux avec du rouge et du blanc pour faire ressortir leur beauté. Ces artifices ne sont plus recherchés qu'au théâtre , où telle femme paraît aux lumieres avoir emprunté l'éclat de la rose , et le matin rivaliser avec le souci [1]. Quelques personnes qui se

---

[1] Les comédiens . cherchant à imiter le ton , les manieres des personnes de tous les rangs , devraient

servent de rouge ne font pas assez attention qu'en l'appliquant trop près des yeux ou sur cette partie saillante appelée pommette, elles se donnent un air de lubricité, même avec de la candeur.

La mode préconise d'autres couleurs. On voit des peuples d'Amérique se servir de bleu, de vert, pour se colorier différentes parties du visage, croyant s'embellir. La plupart de ces substances peuvent être fort nuisibles si l'on y fait entrer des préparations de plomb, de cuivre, de bismuth, de mercure, d'arsenic, etc.

TEINTURE DE CHEVEUX. Aucun peuple n'a peut-être autant préconisé cette partie des cosmétiques que les Romains, aussi les empereurs comblerent-ils de libéralités ceux qui excellaient dans cet art trompeur. Néanmoins la calvitie, les affections du cerveau et des différents organes des sens firent bientôt renoncer à ces

---

s'attacher davantage à prendre les teintes du visage de ceux qu'ils imitent sur la scène : en effet, le vieillard, le faquin, l'artisan, le laquais, etc. , ont rarement le teint aussi frais, aussi animé. C'est, si l'on peut le dire, tomber dans l'erreur des auteurs qui ont écrit sur les mœurs champêtres, peignant les bergers avec des atours à peine supportables sur les théâtres des pensions de jeunes demoiselles.

teintures. Les perruquiers alors s'efforcerent d'en réparer les ravages avec des toupets et des perruques, ou essayerent de peindre la tête de ceux qui avaient encore quelques cheveux [1]. Ils employaient aussi des pommades, des poudres pour simuler la chevelure, procédé peu durable, qui fut tout aussi nuisible. Les teintures dont on se sert maintenant pour masquer une chevelure ou rouge ou grisonnée sont-elles moins malfaisantes? Ne causent-elles pas des maux de tête, d'yeux, des dartres, etc.?

Les huiles appelées antiques et ces pommades odorantes, vantées pour nourrir et faire croître les cheveux, contiennent des aromates ou autres substances, qui les dessèchent, les blanchissent. Même inconvénient pour l'usage des eaux de Cologne, de lavande et leurs analogues employés à se laver la tête, quoiqu'étendus

---

[1] Porter des cheveux postiches qui ne sont pas en rapport avec l'âge et les traits est chose fort ridicule; cependant beaucoup de femmes qui approchent de l'hiver de la vie s'ombragent le front de paquets de cheveux noirs, blonds, châtains, souvent surmontés d'une coiffure réservée pour la jeunesse. N'est-ce pas présenter l'exemple de la plus ridicule caricature? Cette critique sur les cheveux postiches s'étend aussi à la plupart des hommes qui portent perrruque.

d'eau ordinaire ; elles alterent plus ou moins les cheveux , de même que les fers à papillotes les dessèchent et les détruisent.

De nombreuses observations apprennent que leur coupe trop fréquente est toujours nuisible aux personnes dont l'accroissement n'est pas· encore terminé ; il en résulte un travail vers la tête , qui trouble, retarde le développement des autres parties. Il ne faut pas oublier le danger auquel s'exposent encore la plupart de ceux qui se font couper les cheveux dans les maladies et même lors de la convalescence ; plusieurs fois la mort a été le résultat de ces pratiques irréfléchies.

DENTIFRICES. Si l'on fait exception des peuples qui regardent les dents noires comme une beauté , leur blancheur est généralement admirée. Tous les procédés conseillés pour en entretenir l'éclat sont loin d'être également convenables. On ne peut trop répéter que la plupart des opiats, dentifrices, eaux odontalgiques , annoncés avec tant d'assurance , ne donnent aux dents qu'une blancheur illusoire. Ces substances agissent-elles d'une maniere mécanique, leur frottement use bientôt l'émail, et par un effet chimique elles l'alterent davantage encore ; l'alun , la crème de tartre, faisant presque toujours la base de ces mélanges qu'il serait avantageux de remplacer par le charbon pulvérisé. Outre qu'il entretient·la blancheur des dents, remédie à la fétidité de la bouche, il prévient la carie, altération douloureuse à laquelle l'on oppose si souvent sans succès, et même à contre-temps, des huiles volatiles, des élixirs qui sont devenus l'objet d'une spéculation très-lucrative pour ceux qui en ont les dépôts.

Ce n'est pas assez de faire choix des meilleurs dentifrices, il faut mener une vie sobre, s'abstenir de ragoûts, épices, sucreries, ne fumer ni ne mâcher de tabac, éviter de mettre des corps froids dans sa bouche immédiatement après des substances chaudes, et éloigner son habitation des lieux humides ou marécageux.

L'extraction des dents, que tant de gens peu exercés pratiquent encore, n'est pas exempté de danger; une carie superficielle, une douleur passagere, sympathique, leur suffisent ordinairement pour hasarder cette opération, qu'une carie profonde et étendue doit seule autoriser. L'extraction des dents occasionne parfois des hémorragies difficiles à arrêter, des ébranlemens considérables, même la fracture partielle de la mâchoire. Si la perte des dents dépare la bouche, rend les joues plus caves, la voix plus faible, moins distincte, la mastication longue et difficile, elle cause aussi des digestions laborieuses et autres dérangements de la santé.

CHAPITRE SEPTIEME.

EXERCICES.

LES maux inséparables de la vie oisive et sédentaire nous font assez connaître les vues de la nature dans la disposition admirable de nos membres et dans la force des organes du mouvement, dont l'action modérée devient si nécessaire à l'équilibre des fonctions et de la santé. Tout démontre que l'exercice exclusif des facultés mentales diminue la puissance musculaire, ainsi qu'on le remarque chez les hommes de lettres, de cabinet, dont les méditations, les travaux soutenus de l'esprit excluent pour ainsi dire tous les autres actes de la vie.

Rien ne peut remplacer les exercices de corps associés à la tempérance, dans des lieux pittoresques propres à multiplier les distractions : c'est le remede le plus puissant contre les tourments de la vie, lorsqu'il faut changer la série

vicieuse de nos idées ; la nature alors moins en-
travée dans ses efforts régularise la sensibilité
et arrête les progrès du mal. Ces moyens agréa-
blement variés préparent aux médecins des
succès dans les affections nerveuses qui affligent
particulierement l'homme du monde.

On lit avec le plus vif intérêt sur les avantages de l'exercice l'article *Somascétique* du
Dictionnaire des Sciences médicales par l'érudit
M. Bally. Se renfermant dans les bornes de
l'induction philosophique, il démontre combien
a été heureuse la situation des peuples qui se
faisaient une loi de la sobrieté et des exercices
de corps. La Grece , l'Italie cesserent d'être
florissantes quand la mollesse et la corruption
firent regarder cette loi comme superflue pour
les mœurs.

Il manquait à l'éducation des établissements
où l'on pût offrir à la jeunesse les avantages de
la gymnastique , considérés sous le rapport de
la morale et de la santé. « L'éducation de l'en-
» fant , a dit Pythagore , doit le diriger vers
» la force et la probité ». C'est à M. Amoros ,
instituteur de Paris , qu'était réservé l'honneur
de cette précieuse institution ; puisse-t-il obtenir une gloire durable , et profiter des critiques
sur les différents exercices des anciens , sous le

rapport des forces que l'on peut augmenter ou diminuer dans telles parties du corps! La lutte et le pugilat des Grecs amaigrissaient les parties inférieures ; le saut, la course nuisaient également à la moitié supérieure, et parmi les discoboles, ceux qui s'exerçaient à jeter des disques fort pesants à de grandes distances avaient les bras très-robustes, et pouvaient à peine se mouvoir la tête. Les courses trop rapides n'étaient pas non plus exemptes d'inconvénients pour ceux qui n'avaient pas atteint leur entier développement.

Pourquoi nos mœurs semblent-elles éloigner les femmes des exercices de corps qui leur seraient si favorables pour les préserver d'une foule d'incommodités nerveuses, inséparables de leurs habitudes, de leurs occupations affaiblissantes, et qui résistent ordinairement à toutes les prescriptions du médecin ? Il est évident qu'avec des exercices appropriés à leurs goûts, à leurs forces, leur imagination serait moins troublée, la santé meilleure, et leur situation morale bien plus avantageuse à la société... Ce n'est point, a dit Plutarque, pour apprendre aux femmes le métier de la guerre, qu'on les exerçait à Sparte comme les hommes, et qu'elles prenaient part aux jeux militaires , mais dans l'intention de les fortifier , et d'avoir des enfants vigoureux et infatigables.

On peut procurer à l'homme malade des exercices qui conviennent à sa pénible situation, le changer de lit ou de place, le promener dans des fauteuils roulants, ou le faire marcher, s'il est possible, à l'aide de bras ou de béquilles. Ces sortes de déplacements remédient aux incommodités attachées à un trop long séjour au lit, sur-tout dans les alcôves où l'air se renouvelle difficilement [1]. On doit ajouter à ces diverses précautions la plus grande propreté du corps, au mépris de ce préjugé populaire qui fait regarder comme nuisible et affaiblissant l'usage du linge propre dans les maladies. D'après une semblable erreur les vieux lits sales , et autres objets infectés , seraient préférables. . .

---

[1] Un médecin de l'antiquité , Hérodicus , frere du fameux rhéteur Gorgius , était souvent blâmé , par rapport à l'exercice de corps qu'il conseillait aux malades accablés de souffrances ; mais aussi lui a-t-on donné des éloges pour en avoir fait une application utile aux personnes en santé. L'on assure qu'il prolongea l'existence d'un grand nombre de gens faibles et mal conformés. Platon s'est élevé contre ce médecin , et lui a reproché de rendre un fort mauvais service aux infirmes.

Les rideaux de laine qui entourent un assez grand nombre de malades, particulièrement dans les campagnes, se chargent aussi d'émanations malfaisantes, et ajoutent à tant de causes d'insalubrité.

BAINS.

L'usage des bains comme remède ou moyen de propreté et d'exercice, remonte à un temps fort éloigné ; il fut un point essentiel de religion chez les peuples sujets aux maladies de la peau. Les Juifs, obligés de se purifier, se baignaient souvent. Les Gaulois avaient aussi des fontaines pour cet usage. Les Romains se firent remarquer par la magnificence de leurs bains ; l'importance qu'ils y attachaient ne leur permettait pas toujours d'en raisonner les effets. Ils les prenaient très-chauds, à toute heure, et sans précaution, même après les repas les plus copieux ; aussi Juvénal, critique sévère des mœurs romaines, a-t-il dit :

Pœna tamen præsens cum tu deponis amictus
Turgidus, et crudum pavonum in balnea portas,
Hinc subitæ mortes atque intestata senectus.

Le châtiment suit ton intempérance, lorsque gorgé d'aliments, l'estomac surchargé d'un paon indigeste, tu cours au sortir de la table te plonger dans un bain ; de là ces morts subites qui ne donnent pas le temps aux vieillards de faire leur testament.

Le médecin Possidonius voulant tirer parti du goût des Romains pour les bains, leur persuada qu'en les prenant très-chauds ils en obtiendraient de grands avantages, et quoique l'expérience démentît bien souvent cette assertion, ils furent en vogue jusqu'à la maladie d'Octave Auguste qu'ils agraverent. Antonius Musa [1] consulté alors en conseilla de froids avec un succès marqué, ce qui fut le sujet d'une nouvelle doctrine, et les bains chauds furent proscrits de la médecine jusqu'à ce que le temps eût éclairé l'enthousiasme des uns et les préventions des autres.

Si l'on cherchait à se rendre compte de l'effet différent des bains, par rapport à leur température et aux complexions diverses, l'on éviterait de fréquentes erreurs. On sait que très-chauds ils accélerent la circulation, la respiration, et

---

[1] Des honneurs, des richesses considérables furent le prix de la guérison d'Auguste. On éleva même à ce médecin une statue de bronze à côté de celle d'Esculape. Antonius Musa fut moins heureux quand il engagea à manger de la vipere pour guérir des ulceres de mauvais caractere.

peuvent agraver certaines lésions commençantes des organes. Tiedes, ils produisent un effet tempérant ; aussi conviennent-ils pour ainsi dire à tous les âges, dans tous les lieux, et dans un grand nombre d'altérations de la santé. Frais, ils moderent la chaleur prédominante, sans affaiblir. Froids, ils concentrent les forces, agissent comme des toniques puissants, et deviennent contraires aux sujets maigres, bilieux, sanguins, à ceux atteints d'irritation, ou qui ont à redouter certaines lésions du cerveau ; et si l'on en excepte les cas où une réaction subite est nécessaire, leur emploi doit être assez rare.

Les raisonnements spécieux de Tissot et de Rousseau sur leur usage salutaire dans l'enfance ont eu des résultats fâcheux, soit pendant la dentition, soit lors de ces éruptions dépuratoires qui exigent tant de précautions par leur influence sur la santé. Ces bains ne sont pas non plus sans danger, s'ils sont pris trop peu de temps après la naissance. On en reconnaît généralement les mauvais effets, lorsqu'en entrant dans le bain l'enfant s'agite, se lamente et perd plus ou moins de sa chaleur naturelle. Ils ne conviennent pas mieux aux jeunes gens très-excitables ou prédisposés aux hémorragies, aux maladies du cœur et des poumous. Dans l'âge mûr les affections du bas-ventre, fréquentes et opiniâtres, de même que le rhumatisme, la goutte, etc., sont agravés par le défaut de réaction suffisante à cette période de la vie.

S'il importe à la santé de ceux qui font usage de bains d'en régler la durée et la température, il faut s'attacher aussi à rechercher l'eau la plus pure, relativement à l'absorption qui en résulte, si toutefois il est possible de vaincre les préjugés qui font regarder comme préférables les eaux de la plus mauvaise qualité que l'on va chercher souvent fort loin.

On croit toujours parmi le peuple qu'il est dangereux de se baigner dans les jours caniculaires ; les animaux vénéneux, les reptiles les plus impurs, dit-on, choisissent ce temps de l'année pour se purifier. Mais les personnes éclairées ne croient pas plus à ces fables qu'à la prétendue influence de Syrius [1] et de Procion [2] sur la terre, à cette époque redoutée pour les bains. Que des gens inquiets pour leur

---

[1] Etoile de la constellation du grand chien, celle qui paraît la plus grande et la plus lumineuse.

[2] *Ante canis*, le chien d'Orion parmi les constellations.

santé redoutent la saignée et les purgatifs pendant les jours caniculaires, rien de mieux, si elles en ont peu de besoin, mais craindre de se baigner dans cette partie de la belle saison, c'est faire preuve d'ignorance ou de pusillanimité, à moins que l'eau ne soit altérée par les orages, par le rouissage du chanvre, etc.

CHAPITRE HUITIEME.

SOMMEIL.

Sex dormire sat est juvenique senique,
Septem vix pigro, nulli concedimus octo.

C'est assez pour les jeunes gens et les vieillards de dormir six heures, sept pour le paresseux : huit heures de sommeil ne conviennent à personne.

Cet aphorisme de l'Ecole de Salerne, très-souvent cité, est évidemment contraire au besoin de l'enfance, de la jeunesse, des sujets faibles et de ceux qui s'exercent beaucoup. Le sommeil doit être court pour les oisifs, et les tempéraments lymphatiques, les individus d'un embonpoint excessif, ou prédisposés à l'apoplexie, etc. Les enfants très-actifs ont besoin d'un sommeil calme et prolongé pour réparer leurs forces naissantes. On conçoit l'inconvénient de les habituer aux veilles , aux spectacles , à tout ce qui peut troubler leur repos, leur sensibilité, par des impressions vives et soutenues qui abregent le sommeil et occasionnent des songes pénibles.

Le vulgaire toujours avide de merveilleux attache aux rêves des idées superstitieuses , et les regarde comme un avertissement du ciel qui présage tel événement heureux ou redoutable. Ces faiblesses ont été partagées par des souverains d'Asie et d'Afrique , qui eurent auprès d'eux des hommes chargés d'interpréter les songes. Ils en firent cette science appelée *Onirocritie* , très-révérée à la cour de Pharaon et de Nabuchodonosor ; mais leur explication , comme celle des cartes , ne peut servir qu'à grossir l'histoire des superstitions.

Ceux qui veulent soumettre tous les actes de la vie aux singularités de leur imagination disent qu'il est indifférent de remplacer le sommeil de la nuit par celui du jour ; cependant diverses altérations de la santé sont les suites ordinaires d'habitudes que l'on ne change pas toujours sans danger. Il n'est pas égal non plus de dormir dans toutes les positions : on sait que la plus convenable est sur le côté droit, ou sur le dos lors de grandes fatigues et dans les maladies avec débilité considérable. Néanmoins les personnes sujettes aux rêves et aux pollutions doivent éviter de se coucher de cette maniere. Il en est qui dorment sans inconvénient sur le côté gauche, mais non sur le ventre, vu la pénible compression de l'estomac et autres visceres, dans cette derniere position qui paraît plus ordinaire à certaines maladies de l'enfance. Ceux qui sont prédisposés à l'apoplexie, aux congestions du cerveau et du poumon, doivent dormir la tête élevée.

Autant le sommeil modéré est favorable, autant il est dangereux d'en être entierement privé ou de s'y livrer avec excès ; bientôt le trouble des fonctions et des maladies nerveuses en sont les suites inévitables. Le sommeil doit toujours être subordonné aux exercices du jour, aussi fuit-il les palais pour visiter la chaumiere du campagnard.

Alter ubi dicto citius curata sopori
Membra dedit vegetus præscripta ad munia surgit.

L'homme sobre se couche et s'endort aussitôt ; il se leve vigoureux le matin pour reprendre ses travaux.

HORACE.

CHAPITRE NEUVIEME.

MENSTRUATION.

Quelques écrivains, entre autres le docteur Roussel, pensent que la menstruation est l'effet des habitudes sociales, qu'il a été un temps où les femmes n'étaient point réglées. Divers exemples parmi nous attestent que cette fonction ne serait pas toujours l'attribut de la fécondité; qu'il est des peuples chez lesquels elle n'existe pas. D'autres écrivains au contraire la regardent comme indispensable à l'acte de la génération, et l'étendent à toutes les femmes, ils en cherchent même des traces chez les êtres qui se rapprochent le plus de l'espece humaine, les singes sans queue, orang-outangs, pongos, Jockos, gibbons, etc.

Les phénomenes de la puberté chez les sujets d'une faible complexion sont souvent marqués par des désordres de la santé qui les exposent à l'impéritie des commeres et des charlatans qui, sans chercher par quelles causes les regles peuvent être retardées ou languissantes, regardent les organes sexuels comme une puissance hydraulique facile à mettre en mouvement. Les moyens qu'ils emploient dans ces circonstances orageuses prédisposent beaucoup de femmes à des maladies graves vers l'âge critique.

Cette période de la vie, souvent remarquable par un dérangement sympathique de l'estomac, donne à certaines femmes un appétit singulier pour les boissons stimulantes ; aussi recherchent-elles alors avec une sorte de délice les liqueurs alcooliques, le vin, les élixirs, l'eau-de-vie safranée, voulant exciter les menstrues comme dans la jeunesse, quand elles ne sont troublées que par une faiblesse passagere. Ces dangereuses tentatives déterminent parfois des mouvements fluxionnaires, des irritations chroniques, suivis de squirrhes, d'ulceres qui n'ont d'autre terminaison qu'une mort prématurée et très-douloureuse.

La menstruation devient-elle trop abondante par l'effet d'une vie entierement consacrée à la mollesse, à la volupté, etc., le vulgaire recourt encore à d'autres moyens nuisibles, sans s'occuper des causes qui peuvent entretenir ces maux.

Le pouvoir de la nature toujours favorable se fait remarquer dans le trouble des règles

comme dans la plupart des désordres de la
santé. Une demoiselle éprouva une suppression par suite d'austérités, d'habitudes affaiblissantes ; elle fit un usage infructueux de
différents remèdes pour rappeler le flux menstruel. Fatiguée de ces essais, elle reprit son
régime ordinaire, et les regles reparurent assez
abondamment après trois années de suppression
et d'inquiétude.

On demande si les femmes pendant la menstruation exercent une influence nuisible sur
les aliments, les boissons et autres substances.
Faut-il en croire les gens simples dont les remarques ne doivent pas toujours être dédaignées ?
Le sang menstruel dans certains cas aurait des
qualités malfaisantes, corromprait les productions animales et végétales, même d'une maniere
médiate. La physiologie n'a point encore éclairé
cette question ; néanmoins il est probable que
l'émanation des femmes dans un état de ca-
chexie, d'altération des fluides, peut produire
une sorte de méphitisme.

Tout le monde connaît les propriétés mer-
veilleuses que le peuple attribue au sang menstruel, soit d'effacer les taches de la peau, soit
d'en détruire les excroissances. Cette erreur se
rapproche assez de celle que cite le docteur

Richerand : Un accoucheur, après avoir coupé
le cordon ombilical, le comprima soigneusement, et en étendit le sang sur le visage du
nouveau né pour lui rendre, disait-il, la peau
plus blanche.

GROSSESSE, ACCOUCHEMENT.

PARMI les nombreux exemples de grossesses
apparentes, l'on en remarque de fort curieux
par leur caractere. Des auteurs parlent de jeunes
personnes qui ont offert pendant dix et onze
mois tous les signes de la grossesse par suite de
dérangements de la santé.

Les grossesses ou précoces ou tardives exigent de la part du médecin la plus grande
réserve, quand il s'agit de concilier l'honneur
d'une femme avec l'amour-propre et la sécurité
de son mari. Depuis long-temps des lois pro-
hibitives, qui ne sont pas toujours d'accord
avec les opérations variables de la nature, peuvent dans ces cas frustrer des héritiers légiti-
mes, et porter plus ou moins atteinte à leur
fortune.

Différents tribunaux considerent comme illé-
gitime un enfant né le onzieme mois, tandis
que Justinien, d'après la décision de l'em-

pereur Adrien, fixe à onze mois le terme le plus long. Le docteur Foderé dit à cette occasion que tous se sont trompés, la grossesse pouvant se prolonger jusqu'à quatorze et même dix-huit mois, d'après des faits bien observés de débilité continue et d'affections profondes de l'âme. Si ces exceptions au terme ordinaire de neuf mois sont d'une faible importance aux yeux des juges, au moins qu'elles ne soient pas oubliées quand il s'agit de grands intérêts et de questions importantes de médecine légale. On peut consulter l'intéressant mémoire de M. Tessier sur la durée de la gestation chez plusieurs animaux domestiques, et dans lequel il démontre que cette variété n'est pas exclusive à l'espece humaine.

Aux diverses méprises sur le temps de la grossesse s'en joignent d'autres relatives à la viabilité du fœtus, qui serait plus prononcée à sept mois qu'à huit, quand tout prouve que plus l'enfant se rapproche du terme, plus il doit avoir de vitalité. Ceux qui naissent auparavant ont en général une courte existence. Il est difficile d'avoir des données bien positives sur les accouchements prématurés, lorsque l'on voit des femmes réglées les premiers mois de leurs grossesses, et d'autres se tromper dans leurs calculs, ou désavouer leur position [1].

La superfétation, qui a tant occupé les physiologistes, présente encore plus d'obscurités. On lit dans le Journal encyclopédique qu'une femme accoucha d'abord de trois enfants ; dix jours après en survint un autre, ensuite deux douze jours plus tard. Peut-on expliquer ce fait remarquable sans admettre la duplicature de l'utérus ? cependant l'examen de l'organe après la mort n'a rien offert de particulier dans sa structure.

Au nombre des curiosités médicales se trouvent des grossesses de plusieurs années, ainsi que le font remarquer différents médecins. Ils ont trouvé dans le bas-ventre de quelques femmes des fœtus qui ont résisté à la putréfaction, et qui paraissaient avoir quitté l'utérus à terme. On lit dans le Dictionnaire des Sciences médicales qu'une Allemande porta pendant cinquante ans un fœtus aussi dans le

---

[1] J. B. Rousseau fit les vers suivants pour semblable circonstance :

> Jean se lamente, Alix est bien fâchée ;
> Mais le public varie à leur égard.
> L'un dit qu'Alix est trop tôt accouchée,
> L'autre que Jean s'est marié trop tard.

bas-ventre, et que pendant ce long intervalle elle mit au monde deux enfants vigoureux qui ont vécu.

L'exemple suivant de grossesse apparente cité par le D. Fournier n'est pas sans intérêt : Une Dame est atteinte d'affection de poitrine après plusieurs couches ; ses regles se suppriment, le ventre devient volumineux, le sein se gonfle et donne issue à une sérosité laiteuse. Des nausées surviennent comme dans les grossesses précédentes, et même des douleurs que la femme et l'accoucheur prirent pour celles de l'enfantement. (Le mari depuis plus d'un an n'avait cohabité avec sa femme dont la conduite était réguliere). Onze mois après la suppression des regles, le volume du ventre étant considérable, les douleurs se rapprochent davantage. Trois médecins sont appelés avec l'accoucheur, qui avait touché plusieurs fois cette femme depuis un mois ; et en même temps que le mari affirmait qu'elle ne pouvait être enceinte, elle assurait au contraire que le mouvement qu'elle ressentait était causé par un enfant. Des douleurs expulsives assez subites annoncent la sortie d'un corps dont le volume et la forme furent pris pour un fœtus enveloppé de ses membranes. L'étonnement du mari, son indignation déterminerent à l'instant un médecin plus attentif à examiner le prétendu enfant, qui n'était autre chose qu'une masse informe, recouverte d'une membrane, recelant de grosses hydatides qui s'affaisserent presque aussitôt. Des accidents d'un caractere grave vinrent bientôt ajouter aux maux de cette infortunée, qui mourut peu de temps après.

ALLAITEMENT.

AUCUN objet d'éducation physique n'a peut-être occasionné plus de discussions et de systèmes. Il serait superflu de rappeler les méthodes tour-à-tour préconisées par l'ignorance et la prévention. Conseiller d'allaiter aussitôt après l'enfantement, c'est donner un avis puisé dans les leçons de la nature, l'accouchée qui diffère de s'y conformer étant souvent atteinte de maux du sein, si la secrétion du lait devient trop copieuse.

Le terme de l'allaitement, fixé en général de huit à dix mois, est souvent porté bien au-delà, sur-tout dans la classe inférieure du peuple. Un grand nombre de femmes trouvent plus économique d'allaiter long-temps, et sans s'occuper des maux qui en dérivent, elles ne font pas attention que la pousse des dents, à moins qu'elle ne soit prématurée, indique le besoin d'une nourriture plus consistante.

Nous reproduirons ici l'observation suivante que nous avons fait insérer dans le journal de médecine en 1805. Puisse cet exemple prémunir les femmes sur le danger d'une semblable habitude !

Mme F***, née au Grand-Lucé, se maria à vingt-neuf ans; sa première couche fut difficile, et l'enfant qu'elle mit au monde eut pour toute nourriture le lait de sa mere, pendant deux ans, de même qu'un second qu'elle allaita trois années. Une troisieme grossesse n'interrompit l'allaitement que fort peu de jours. La quantité de lait devint si considérable que cette femme crut pouvoir allaiter à la fois deux de ses enfants. Le dernier n'eut pas d'autre nourriture pendant trois ans et demi, encore était-elle plus que suffisante, puisque Mme F*** se faisait teter par son mari, croyant tarir plus sûrement cette source si copieuse de lait. L'appétit devint alors excessif, les digestions très-laborieuses, suivies de douleurs lancinantes continues dans le bras gauche; suppression des regles, morosité et sommeil troublé par des songes tristes.

Les symptômes devenus plus alarmants, le

sévrage eut lieu , et bientôt survinrent de fréquents vertiges , accompagnés d'affection nerveuse des organes digestifs , de douleurs déchirantes des jambes et des cuisses avec engorgement des grandes articulations de ces parties. Bientôt les bras se tuméfierent, les douleurs furent plus aiguës , et la fievre hectique secondaire très-intense.

Le traitement le plus contraire fut conseillé à cette malade , et aussitôt ses membres se couvrirent de tumeurs fort douloureuses , adhérentes , élastiques , peu saillantes , d'une forme irréguliere , sans altération à la peau : mouvement pénible des articulations, et ordinairement accompagné d'un bruit remarquable. Les os longs paraissaient alors diminués dans leur partie moyenne ; les dernieres phalanges des doigts presque détruites, les jambes et les cuisses dans une continuelle rétraction. Les douleurs plus intolérables , les vomissements plus raprochés , les idées incohérentes , l'infiltration presque générale, tout annonçait une mort prochaine. Les douleurs diminuerent subitement, et cette infortunée expira après une courte agonie , vers sa quarantieme année.

L'examen cadavérique n'offrit rien de particulier dans les grandes cavités ; les visceres étaient affaissés, flétris ; mais après avoir isolé des chairs les os des différentes régions , on les trouva réduits à leur substance fibreuse , si l'on en excepte les plus longs , dont la partie moyenne ne présentait plus que des restes de phosphate de chaux. Ces os étaient très-légers , et faciles à couper.

L'analyse démontrant du phosphate de chaux dans les principes constituants du lait, ne pourrait-on pas attribuer cette maladie du systeme osseux à sa déviation vers le sein , où elle fut déterminée par un allaitement immodéré de neuf années successives ?

Cette déplorable maladie, résultat d'une ignorance inconcevable, ne peut servir d'excuse aux meres qui voudraient se dispenser d'allaiter, à moins qu'elles n'en soient empêchées par leur mauvaise santé, ou par des habitudes contraires à leur position.

Une question importante et souvent agitée aurait pour but de déterminer l'espece de lait que l'on doit substituer à celui de la mere. Aussitôt une nourrice jeune et saine, de mœurs régulieres, exempte de passions violentes, et qui accoucherait en même temps, se présente à la pensée, si, toutefois l'on peut faire une telle rencontre ; autrement ne doit-on pas rechercher

le lait le plus analogue à celui de la femme,
ceux de jument et d'ânesse, riches en parties
séreuses et sucrées ; ils conviennent mieux que
les laits de vache, de brebis et de chevre, plus
abondants en parties butireuses, caséeuses,
et qui seraient peut-être préférables pour les
enfants atteints de maladies glanduleuses, lymphatiques et autres affections avec débilité. Ces
dernieres especes de laits pourraient remplacer
aussi celui de la mere en les unissant à l'eau
sucrée, et à une température convenable.

Il ne faut pas oublier que dans les grandes
villes, sur-tout à Paris, le lait est souvent
d'une fort mauvaise qualité, provenant de vaches
devenues phthisiques par défaut de soins, dans
des étables dont la position est plus ou moins
insalubre.

CHAPITRE DIXIEME.

ÉTUDES.

QUE le désir de savoir porte à la culture des
sciences, rien n'est plus louable d'après les
avantages qu'elles peuvent procurer quand on
s'y livre modérément et avec méthode. La vie

littéraire est souvent un remede contre les chagrins et l'infortune; mais elle ne doit pas exclure
les distractions propres à délasser l'esprit trop
appliqué de l'enfant, chez qui une alternative d'exercice et de repos, est si nécessaire au
développement du corps et des forces. On ne
peut trop blâmer les applications opiniâtres,
les efforts excessifs de mémoire que la vanité
peu prévoyante des parents et des maîtres provoque toujours au préjudice de la santé.

Combien de sujets qui étonnent dans leur enfance par un esprit trop cultivé se trouvent à
trente ans au-dessous des hommes ordinaires,
accablés de maux dont on les préserverait, si
au lieu d'exciter, d'admirer leurs progrès, on les
ralentissait par des diversions, des amusements
qui laisseraient à la nature le loisir de perfec-
tionner son ouvrage ! En même temps on étu-
dierait l'inclination des enfants pour les diriger
vers le but qu'ils doivent atteindre, plutôt que
de contrarier leurs dispositions naissantes par
des travaux qui ne conviennent point à leurs
goûts et au rang qu'ils pourront occuper dans
le monde.

Depuis long-temps on a dû signaler une
erreur qui existe dans l'éducation. Au lieu de
s'attacher à rectifier le jugement et à faire con-

naître aux enfants les choses les plus essentielles aux besoins de la vie, l'on veut qu'ils sachent de préférence les langues anciennes, le dessin, la musique, même l'histoire des peuples de l'antiquité avant celle de leur pays. Ne doit-on pas d'abord chercher à discerner leur aptitude pour telles professions avant d'employer un temps si précieux à des études qui ne deviennent souvent qu'accessoires? Mais, dans les grands établissements, l'instruction collective permet peu cette attention particuliere.

« L'éducation, a dit M. de Ségur, devrait être regardée partout comme une partie principale de la législation : les peuples modernes s'occupent assez d'instruction qui développe l'esprit, et trop peu d'éducation qui forme le caractere. Les anciens y pensaient plus que nous, aussi chaque peuple avait un génie qui nous manque ; nous livrons l'esprit à l'école, et le caractere au hasard ». Leibnitz écrivait à Placcius que l'on réformerait bientôt le genre humain, si l'on corrigeait l'éducation de la jeunesse ; mais l'on n'y parviendrait, ajoute-t-il, qu'avec le concours de personnes qui, aux connaissances et à la bonne volonté, joindraient une autorité suffisante.

L'enseignement de la plupart des colléges,

dont la méthode longue et fastidieuse provoque presque toujours le découragement et
l'ennui, deviendrait sans doute plus profitable
à la jeunesse, si on le simplifiait, et si l'on
substituait en même temps à certains livres élé-
mentaires des auteurs classiques moins opposés
au système politique des gouvernements qui
les ont adoptés. Telle république, par exemple, considere comme crime ce qui peut être
vertu dans une monarchie. Il importe alors
de ne pas familiariser les jeunes gens avec des
idées, des préceptes qu'on blâmerait et même
que l'on punirait, si dans la suite ils voulaient
en faire l'application. . .

Nous rappellerons à la mémoire du lecteur
les noms de quelques hommes extraordinaires
par leurs talens précoces : Daniel Tauvry, né
à Layal, soutint une thèse de philosophie à
l'âge de 10 ans, il fut reçu médecin à quinze,
et à dix-huit il publia son Traité d'Anatomie
raisonnée. Sa faible santé ne lui permit pas
de terminer les ouvrages qu'il avait commencés.
Il mourut à 30 ans, en 1701. Fontenelle a fait
le plus grand éloge de ce médecin.

Pic de la Mirandole, toujours cité pour
ses écrits et sa mémoire prodigieuse, répétait
plusieurs pages d'un livre quelconque dans leur

ordre ordinaire ou rétrograde, après en avoir entendu la lecture deux ou trois fois. On assure qu'il savait près de vingt langues, et qu'à vingt-quatre ans au plus il soutint des thèses sur toutes les sciences, *de omni re scibili*. Mais son jugement l'égara quand il dit dans une de ses thèses sur l'art cabalistique que l'on pouvait lire dans le ciel tous les événements futurs. La mort l'enleva à trente-un ans, en 1494.

Henri Heinecken, né à Lubeck, savait à l'âge d'un an l'histoire de l'ancien testament. A deux ans et demi il répondait aux questions qu'on lui adressait sur la géographie et l'histoire! Outre l'allemand, sa langue natale, il apprit le latin et le français de maniere à les entendre avec assez de facilité. Cet enfant merveilleux, sans doute le seul que l'on puisse citer, ne fit qu'entrevoir l'aurore de la vie; il mourut à quatre ans et quelques mois, en 1725.

Dans tous les temps on a vu des hommes illustres et d'un esprit très-prématuré parcourir une longue carriere; mais en général le développement trop précoce des fonctions cérébrales empêche le corps de s'accroître, de se fortifier, et éteint trop tôt le flambeau de la vie. Un des hommes les plus étonnants par son savoir est peut-être Varron, lieutenant de

Pompée ; il vécut un siecle, et fut auteur de cinq cents volumes. Cicéron, S. Augustin et Quintilien le regardent comme le plus savant des Romains.

- Différents personnages qui ont obtenu des succès marqués dans de nouvelles études, à un âge plus ou moins avancé, doivent attirer aussi notre admiration. Caton avait près de 80 ans lorsqu'il apprit le grec. Plutarque était peut-être plus âgé encore quand il étudia le latin. Théophraste commença à écrire ses Caracteres à 90 ans. N. Chaucer fit plusieurs contes curieux à près de 70 ans. Saint-Aulaire, dont les productions sont généralement estimées, avait 70 ans lorsqu'il se livra à la littérature. Ludovico Monadelsco écrivit à 115 ans les Mémoires de son siecle.

P R O F E S S I O N S:

L'INFLUENCE des habitudes sur les dispositions physiques et morales fait considérer diverses professions comme moyens propres à corriger des vices contre lesquels vient échouer la morale la plus persuasive. C'est au sein de l'opulence et de la pauvreté que l'on remarque le plus d'exemples de ces maladies de l'esprit. On doit aux savantes recherches de Ramazzini, Tissot et autres médecins, des connaissances sur les maux attachés à la plupart des professions, à l'effet nuisible des émanations de substances employées dans les arts, ainsi qu'aux changemens de température auxquels sont exposés un grand nombre d'ouvriers. Nous examinerons rapidement les professions qui paraissent plus nuisibles à la santé.

1.° Les travaux de l'agriculture, toujours embellis par les poètes, exposent généralement à des maladies assez graves quand l'intempérie des saisons, les lieux humides, des fatigues excessives se joignent à une nourriture peu propre à réparer les déperditions continuelles de l'homme accablé de sueurs et de lassitudes. Aussi combien ne voit-on pas de gens de la campagne, vieux, infirmes avant l'âge, et en proie aux affections des organes digestifs, aux rhumatismes, aux maladies de poitrine, aux phlegmasies de la peau !

2.° L'exploitation des mines, toujours périlleuse, soit par les éboulements de terre, soit par les émanations malfaisantes qui en proviennent, exposent à des accidents plus ou moins funestes les malheureux qui se dévouant à la cupidité de leurs semblables, les partagent avec des criminels, et même avec des hommes condamnés au martyre. (Nous avons parlé dans un autre article du danger qu'ont à redouter les fossoyeurs et les vidangeurs.)

3.° Les tuiliers, les potiers en argile, les tisserands [1], les tanneurs, mégissiers, pêcheurs, ceux qui travaillent sur l'eau, etc., sont plus sujets à l'angine, aux rhumatismes, aux maladies de la peau et des appareils glanduleux, lymphatiques. Dans différentes contrées les blanchisseuses de linge, ayant souvent les jambes dans l'eau, même dans les temps froids, sont exposées au dérangement de la menstruation ; elles contractent une partie des maladies précédentes, et sont plus fréquemment incommodées de l'estomac quand elles lavent à genoux [2].

---

[1] Obligés de travailler dans dès lieux humides pour éviter la sécheresse du fil, ils se préserveraient des maux attachés à leur profession, si, à l'exemple des tisserands d'une partie de l'Angleterre, ils employaient la colle de farine de l'alpiste des Canaries, qui entretient l'humidité du fil, même dans les endroits secs.

[2] Cette pénible attitude est la source fréquente de désordres de la santé pour ceux qui font de très-longues prieres à genoux, ou qui y restent dans un recueillement prolongé.

4.º Les meûniers , boulangers , plâtriers , chaufourniers , etc.´, presque toujours dans un nuage de poussiere , sont exposés aux maladies de poitrine et de la peau ; de même que les perruquiers, lorsqu'ils emploient la poudre pour la coeffure. Ceux qui pulvérisent le tabac ont à redouter son effet narcotique et des accidents graves vers le cerveau. On cite la fille d'un marchand qui mourut dans des convulsions affreuses pour avoir couché dans l'endroit où l'on préparait des tabacs.

5.º Les verriers , forgerons , maréchaux et autres qui travaillent à un feu très-vif, sont fréquemment atteints de maladies des yeux , telles qu'ophtalmie , cataracte , cécité , etc. , accompagnées de maigreur, d'affections de poitrine , soit par l'atmosphere brûlante dans laquelle ils se trouvent , soit par le passage subit de cette température élevée à l'air froid.

6.º Les écuyers , postillons , coureurs , sont généralement exposés aux hernies , aux douleurs lombaires , à la sciatique , à l'hématurie ou pissement de sang , à la rupture des vaisseaux du poumon , etc. Les portefaix , les crocheteurs , assujettis à des efforts musculaires plus ou moins considérables, sont également atteints de hernie, d'hémorragie pulmonaire , et de varices avec ulcération, comme la plupart de ceux qui travaillent de bout.

7.° Les peintres [1], les barbouilleurs surtout, habitués à faire une grande consommation de couleurs où 'entrent des substances minérales, sont souvent frappés de maladies dangereuses, la colique de plomb, le tremblement des membres, la paralysie, etc.

Au nombre des ouvriers qui se servent de plomb ou de ses préparations se trouvent les potiers en terre, en argile, les fondeurs, les compositeurs d'imprimerie qui ont la mauvaise habitude de mettre des lettres dans leur bouche. L'étain qui entre dans différents alliages occasionne aussi des dérangements de la santé à la plupart des ouvriers qui emploient ce métal.

8.° Les professions sédentaires disposent aux

---

[1] Deux artistes fameux, Le Correge et Raphaël d'Urbin, sont morts victimes de l'effet des préparations de plomb employées dans les couleurs dont ils faisaient un si admirable usage. Plusieurs autres peintres célèbres furent aussi frappés de différentes affections nerveuses qui troublèrent tellement leur raison, qu'ils méconnaissaient le mérite de leurs ouvrages. Le Correge a souvent remis aux acquéreurs de ses tableaux une grande partie des sommes convenues.

affections du bas-ventre, aux hémorroïdes, aux maladies nerveuses, sur-tout à l'hypocondrie, l'hystérie, au dérangement de la menstruation. Les tailleurs d'habits, par leur attitude très-incommode, ayant les jambes toujours pliées sous eux, sont plus sujets aux lésions du poumon, de l'appareil vasculaire, aux douleurs des reins et des cuisses. Ils se préserveraient de ces maladies en travaillant assis comme les tailleurs de diverses contrées d'Europe.

9.° Si certains arts mécaniques exposent en général à des affections plus ou moins redoutables, la culture des sciences en occasionne aussi. L'homme de lettres, ordinairement privé d'exercice de corps, s'abandonne à la méditation, aux efforts de l'esprit, parfois dans des lieux tristes, insalubres, d'où il ne sort le plus souvent que pour se livrer à des passe-temps peu propres à faire diversion aux inconvénients de ce genre de vie. Des digestions laborieuses, l'hypocondrie, la mélancolie, dont on retrouve quelquefois des nuances dans ses écrits, sont les maux souvent réservés à ceux qui se livrent ardemment à la littérature.

MUSIQUE. L'influence de la musique sur les animaux regardés comme les plus excitables rappelle l'inconvénient et l'avantage de ses effets.

sur l'homme civilisé. Nous ne parlons point de ces individus que des dispositions particulieres et inconnues ne rendent pas plus sensibles aux charmes de l'harmonie qu'au charivari le plus bruyant. Forster rapporte , dans son Voyage autour du monde, que le capitaine Cook avait à son bord un joueur de cornemuse qui jettait dans une espece d'extase les insulaires qui entendaient cet instrument grossier. Que leur eussent donc fait éprouver les sons les plus harmonieux ?

Les anciens attacherent une telle importance à la musique qu'ils en firent une partie essentielle de l'éducation. Elle rend , disaient-ils, la jeunesse plus honnête et plus tempérée. La musique a été dans tous les temps un remede assuré contre les affections morales ; elle fait naître des émotions profondes , et procure les plus heureuses diversions dans l'adversité ; aussi Quintilien a-t-il dit : *Musicam natura ipsa videtur velut muneri nobis dedisse ad tolerandos facilius labores.* La nature paraît nous avoir donné la musique comme un présent pour supporter les peines de la vie. . . C'est par la voix enchanteresse de Farinelli , célebre virtuose, que Philippe V, roi d'Espagne, fut guéri d'une mélancolie contre laquelle toutes les ressources médicales avaient échoué. Une douce harmonie calme les douleurs de la première enfance, et diminue les fatigues du voyageur.

Chacun connaît le pouvoir de la musique contre la peur et dans les guerres, les combats les plus meurtriers. Les Lacédémoniens chantaient la *castorienne* quand ils chargeaient l'ennemi. Quels changements incompréhensibles n'a-t-elle pas opérés sur les peuples égarés par des troubles politiques ! Therpandre s'en servit pour appaiser à Athènes une sédition populaire fort menaçante [1]. Certaine musique eut des résultats bien différents au commencement de notre révolution, par des chants, des tons adroitement calculés pour fomenter cette sorte de frénésie alors si alarmante.

D'après de semblables influences, si l'on veut faire entrer la musique dans un plan raisonné d'éducation, il faut se garder d'en inspirer le goût aux personnes faibles et très-sensibles, dont le tempérament et la santé exigent des exercices de corps de nature à développer les

---

[1] Un musicien se fit annoncer auprès d'un souverain du nord comme ayant le talent de faire naître le calme et la fureur. Il mit son savoir à l'épreuve, et ce prince devint si furieux qu'il tua un de ses courtisans.

forces et à régulariser les opérations du cerveau ;
elle n'est pas moins contraire aux individus qui
avec une faible poitrine préferent les instrumens
à vent, de même qu'à ceux qui se livrent à la
composition avec trop d'ardeur et d'enthousiasme. Le célebre Grétry était presque toujours
atteint d'hémorragie du poumon au milieu de
ses efforts de travail.

CHAPITRE ONZIEME.

IMAGINATION.

RECHERCHER l'origine des désordres de
l'imagination serait remonter au berceau du
genre humain. Il suffit de savoir qu'elle regne
en souveraine dans le monde moral, et que son
empire s'étend à tous les âges, à tous les rangs.
C'est à son exaltation que l'on rapporte le plus
courageux dévouement, et même cette témérité qui fait braver les grands périls, les supplices les plus affreux.

La faculté singuliere de l'imagination, pour se
figurer les objets comme présents, alimente
notre esprit d'illusions et d'erreurs qui causent

dans bien des occasions notre félicité et nos tourments. « L'esprit et le cœur, a dit Bacon, » sont dupes tour-à-tour de l'imagination ; l'on » trouve bon ce qui paraît beau, et l'on aime ce » que l'on admire. Une maîtresse a toujours des » vertus, un bel esprit est toujours agréable. »

L'imagination égare aussi nos sens et nous donne de fausses perceptions qui naissent, il est vrai, des préjugés ou des dispositions particulieres de l'âme, sur-tout à la suite d'abstinences prolongées, de fortes contentions d'esprit, d'où proviennent la plupart des visions nocturnes qui nous représentent des spectres, des objets les plus fantastiques. Hobbes, encore occupé des contes de sa nourrice, voyait des revenants aussitôt qu'il se trouvait dans les ténebres. D'autres hommes d'une vaste pénétration ont aussi éprouvé des *allucinations* bien singulieres.

Doit-on avec les idéologistes rechercher la cause du désordre des facultés intellectuelles dans la lésion congénitale ou accidentelle du cerveau, ou bien la rapporter à une éducation négligée et à des prédominances organiques ? Si l'on rapproche ces hommes supérieurs à tous les préjugés, à toutes les faiblesses, de ceux qu'une raison défaillante rend accessibles à toutes sortes d'écarts et d'erreurs, il sera facile de saisir les nuances diverses des aberrations de l'esprit, depuis leur origine jusqu'à l'aliénation la plus complete ; que de singularités à remarquer dans le commerce de la vie ! Combien on verrait de gens raisonner sensément sur des objets qui exigent une sagacité peu ordinaire, délirer ensuite sur les choses les plus simples, ou qui les intéressent le plus ! Ce ne sont pas toujours les objets par eux-mêmes qui troublent notre entendement, et font porter de faux jugements, mais bien les idées que nous y attachons. On en trouve un exemple dans cette nullité passagere du sixieme sens, *l'aiguillette nouée*, que les gens simples regardent comme un maléfice ou effet de la vengeance céleste, tandis que les personnes éclairées n'y voient que le résultat d'un désir trop ardent ou d'une menace de nature à effrayer un cerveau faible.

M. Salgues, qui a écrit un long article sur l'aiguillette nouée, rapporte que plusieurs souverains auraient aussi été atteints de cette impuissance. Mais est-il bien vrai que des philosophes de la Grece et de l'Italie aient accrédité ces superstitions, les envisageant comme un effet de la perversité humaine ? N'ont-ils pas dû au contraire s'étonner du pouvoir de l'imagination

et de la crédulité des dupes pour les noueurs
d'aiguillette aussi en crédit de leur temps !

Le magnétisme animal trouve ici sa place ;
il est au nombre des systèmes séduisants offerts
à la crédulité des personnes nerveuses. On sait
que Mesmer est le coryphée de cette médecine
d'attouchement ou d'incantation dont se sont
occupés des hommes qui ont su apprécier le
pouvoir magique de certaines pratiques sur
l'imagination. Cette puissance prophétique attribuée au somnambulisme magnétique, par
suite d'attouchements dirigés avec adresse,
semblerait se rapprocher des ravissements de
certaines prêtresses du Paganisme, de l'extase
des bonzes, des faquirs et autres fanatiques.

C'est sur-tout dans les climats chauds, où la
sensibilité nerveuse est si exaltée, qu'il existe
plus d'exemples du trouble de l'imagination et
des prodiges qu'il fait naître, ainsi qu'on le
voit lors de ces profondes concentrations mys-
tiques dans lesquelles l'âme paraît avoir abandonné son asyle mortel pour aller jouir d'une
béatitude ineffable. Dans ces circonstances singulieres le corps peut recevoir des blessures
graves sans éprouver de douleur : la vie est
exilée vers le cerveau. Archimede tout entier à
ses méditations géométriques pendant le siege

de Syracuse, ne put s'en détourner pour se rendre aux ordres de Marcellus , ce qui fut cause de sa mort. Chacun sait que c'est aux déviations de la sensibilité que les convulsionnaires de S. Médard à Paris recevaient sans accident remarquable des coups de bûche et d'epée , qu'ils appelaient *consolations* dans leur langage ascétique.

On se rappelle les actes d'héroïsme et de dévouement qui ont rendu si mémorables certaines époques de notre révolution : des milliers d'hommes , entraînés par l'enthousiasme de la liberté , se disputaient la gloire d'être seuls aux prises avec la mort. Jamais aussi porta-t-on plus loin l'amour paternel, la piété filiale: Ces exemples de la plus admirable vertu ont souvent fait pâlir les forcénés qui ordonnaient les meurtres , les supplices , avec un plaisir cruel et réfléchi.

ANNÉES CLIMATÉRIQUES.

L'IMAGINATION qui regle la plupart de nos systèmes fait coïncider ici l'influence occulte des nombres, admise dans l'école de Pythagore, avec certaines révolutions périodiques que l'on croit s'opérer tous les sept ans dans l'espece humaine.

Le temps de la seconde dentition, celui de la puberté, l'âge de l'accroissement du corps en hauteur, ont pu servir de base à ce calcul, quoique les différentes périodes doivent en être plus ou moins variables, selon les climats et la durée de la vie. Peut-être serait-il plus conforme aux vues de la nature de rapporter ces révolutions aux changements qui s'operent dans les deux sexes. à la puberté, à l'âge mûr, et lors de la vieillesse, époques si souvent remarquables par des dispositions particulieres du corps et de l'esprit. Mais on doit faire exception de ces individus que l'on voit toujours, s'éloigner des goûts de leur âge, et présenter les caracteres d'une vieillesse prématurée dans les traits, les idées, les habitudes; tandis qu'il en est d'autres dont la vigueur, les manieres, l'agré-ment de l'esprit se conservent pour ainsi dire jusqu'à l'âge le plus avancé.

Pythagore, auteur de l'ingénieuse table de la multiplication des nombres y chercha des rapports mystérieux. Ses disciples pénétrés de cette doctrine en tirerent des conséquences sur les événements de la vie. Différentes religions montrent encore la plus haute vénération pour les nombres impairs.

Les années climatériques que l'on regarde

comme les plus redoutables sont les 7ᵉ, 21ᵉ, 49ᵉ et 63ᵉ, sur-tout cette derniere année qui fait craindre des maladies si funestes ; aussi beaucoup de gens arrivent rarement à cet âge sans effroi. Et par une heureuse compensation ils croient en même temps que sous l'influence de ce système septenaire le corps se renouvelle tous les sept ans, que les parties viciées reprennent une forme, une texture toute nouvelle, phénomene sans doute très-désirable pour les rachitiques et les individus atteints de lésions plus ou moins nuisibles des divers organes.

D'après d'autres idées on considere comme années climatériques celles qui se composent du nombre sept multiplié par les impairs 3, 5, 7, etc., ou seulement d'après de prétendus changements survenus à chaque neuvieme année dans le cours de la vie. Mais la plus legere réflexion suffit pour apprécier tout le ridicule de ce système qui peut avoir néanmoins de fàcheux effets par la crainte qu'il imprime sur les esprits timides.

CHAPITRE DOUZIEME.

PASSIONS.

Lorsqu'on s'arrête à l'acception du mot grec *patheo*, qui donne l'idée d'un état de souffrance, et dont on a formé le mot passion, il paraît que les auteurs qui l'ont appliqué à certaines dispositions de l'esprit ou du corps, à la timidité, la confiance, la pudeur ; à la faim, la soif, à quelques excrétions retenues, à la sensation du chaud, du froid, etc., se sont mépris sur ces besoins et ces impressions diverses.

Si le plaisir dérive de l'harmonie de certains objets avec les sens et l'organe des perceptions, il doit contraster avec toute idée de douleur morale, qui provient toujours du défaut de rapport de notre sensibilité avec les objets externes. Cet état diffère des effets du plaisir, à moins qu'il ne soit trop vif et de nature à troubler l'équilibre des fonctions ; sous ce rapport il peut causer indirectement la douleur, et rentrer alors dans le domaine des pas-

sions [1]. Les lexiques donnent la même acception aux mots passion, affection de l'âme, et
souvent ces mots se remplacent dans les ouvrages didactiques , quoiqu'ils diffèrent dans
leurs dérivés et suivant l'ordre idéologique.

« Les passions, ainsi que l'a dit un physiologiste, sont loin d'être analysées avec succès ,
cent volumes ne suffiraient pas pour en retracer
tous les effets sur l'homme physique. » Combien
en faudrait-il donc pour les suivre dans leur
influence sur le moral ? Nul indice plus fidèle
en général de leur existence et de leurs ravages
que les principaux traits du visage , à moins
qu'une dissimulation soutenue , ou l'habitude
mimique de l'homme de théâtre ne les dérobe
à l'observation. Un seul signe , quelques linéa-
ments épars , même les parties les plus mobiles
examinées isolément ne peuvent suffire ; il faut
étudier cet ensemble qui forme la physionomie,
chaque passion imprimant à tous les traits des
signes plus difficiles à saisir lorsque l'âme est
troublée à la fois par différentes émotions.

Zopyre, Aristote, Philémon chez les anciens;

---

[1] Le plaisir peut devenir excessif , et causer la
mort. Chilon , Diagore , Marguttus , Fouquet (à qui
Louis XIV rendit la liberté), moururent subitement de
joie.

Porta , Camper , Lavater chez les modernes ; signalent l'incertitude de cette science , faisant remarquer que les traits ne sont pas toujours en rapport avec telles dispositions morales bien prononcées ; que l'on voit parfois des hommes d'un air ignoble , doués des qualités les plus distinguées de l'esprit et du cœur ; tandis que d'autres , entachés de tous les vices , offrent la plus agréable physionomie.

Une simple attention fait voir que si l'on continue d'être agité par certaines passions , sur-tout par la tristesse , bientôt elle s'imprime sur les traits du visage. Tout annonce alors une concentration générale, la figure se crispe, les yeux deviennent mornes , inquiets , les joues se resserrent , la poitrine semble avoir perdu sa force de dilatation , et les puissances musculaires leur énergie. On en trouve un exemple remarquable dans le tableau du Poussin, représentant la femme adultère.

La mort, qui met fin aux tourments comme aux plaisirs, efface souvent les caracteres accidentels de la physionomie d'une maniere meconnaissable , et régularise pour quelques instans les traits plus ou moins altérés pendant la vie par un état d'érétisme inséparable des grandes passions.

Ce n'est point dans les traités de morale et de philosophie, a dit Bacon, qu'il faut étudier l'homme, mais plutôt chez les poètes et dans l'histoire des peuples; les passions y sont peintes avec des couleurs caractéristiques; on y observe leur développement, leurs alternatives, leurs combats, par quels moyens elles s'irritent et s'appaisent, comment elles se dérobent et se trahissent elles-mêmes. L'amour, l'ambition semblent toujours les plus orageuses; et si elles font naître des actions sublimes, elles occasionnent aussi les plus grands forfaits et les guerres les plus désastreuses [1].

Prévenir les passions est chose praticable, mais les guérir.... Nul doute que les préceptes de Platon, Épictete, Séneque et autres hommes d'un génie élevé ne soient un guide sûr pour se préserver des tourments de la vie et des maladies de l'âme, auxquels on ne peut opposer de plus puissant préservatif qu'une éducation dirigée avec sagacité.

---

[1] L'ours a-t-il dans les bois la guerre avec les ours,
Le vautour dans les airs fond-il sur les vautours ?
L'animal le plus fier qu'enfante la nature
Dans un autre animal respecte sa figure.

BOILEAU.

ANTIPATHIES.

QUELQUES écrivains, dont la gloire littéraire est justement acquise par les lumieres qu'ils ont répandues sur l'idéologie et la métaphysique, ramenent l'antipathie et la sympathie aux mêmes principes, comme dépendant des mêmes causes et obéissant aux mêmes lois. Personne n'ignore que la sympathie consiste dans le partage réciproque des affections, des idées et des goûts, ce que l'on remarque par exemple chez deux individus qui se trouvent dans une parfaite harmonie, par un accord quelquefois aussi rapide que l'impression qui la fait naître; mais si des dispositions opposées forcent à s'éviter, à se repousser, aussitôt on éprouve un sentiment d'aversion qui peut devenir excessif.

L'antipathie ne doit pas être confondue avec la haine, quoiqu'elle y conduise souvent; elle ne suppose aucun désir de vengeance, mais un sentiment désagréable, pénible à la vue de certains objets dont on ne peut soutenir l'aspect. Il est des antipathies, résultats obscurs d'idiosyncrasies ou dispositions individuelles qu'on

ne peut vaincre chez les enfants sans les exposer à de graves incommodités , sur - tout
quand elles ont lieu pour des aliments ou
d'autres objets qui excitent leur aversion.

M. Salgues, dans son article sur la sympathie
et l'antipathie , paraît leur donner une grande
latitude : « C'est par l'effet d'une sympathie pu-
» rement physique , dit-il , qu'un enfant s'at-
» tache au sein de sa nourrice, que les animaux
» discernent les aliments qui leur conviennent,
» etc. ». Voit-on autre chose en cela que de
simples déterminations d'instinct ? Le nouveau
né peut-il être attiré au sein de sa mere par les
organes des sens dont la sensibilité est à peine
développée ? Il ne voit point ; qu'est-ce qui
remplace donc chez lui la fonction d'un organe
exercé pour le conduire à exécuter les premiers
actes de la vie ?

Les péripatéticiens croient que les antipathies
proviennent de certaines qualités occultes des
corps. D'autres philosophes avouent avec raison
qu'ils en ignorent entierement la cause , ces phénomenes n'étant connus que dans leurs effets.
Ils paraissent plus fréquents chez les individus
doués d'une grande susceptibilité nerveuse : rien
n'est plus ordinaire que leur antipathie pour des
objets que d'autres recherchent avec plaisir.

L'astronome Lalande et plusieurs autres mangeaient des araignées comme aliment délicat. Schelzius cite un allemand qui perdait connaissance quand il voyait toucher ou des œufs ou des fruits. La présence d'un lievre causait le même accident au duc d'Epernon. Bacon, dont le génie honore l'Angleterre, s'évanouissait lors d'une éclipse de lune. Scaliger, ainsi qu'on l'assure, ne pouvait regarder du cresson sans frémir.

Il serait heureux sans doute que toutes les antipathies se bornassent à de semblables exemples ; mais on sait trop que cet état particulier de l'esprit est fort commun parmi les hommes, et que l'on en trouve la source empoisonnée dans les vices de la société.

ONANISME.

UNE sensibilité excessive des organes sexuels, la lecture de certains romans, d'ouvrages obscènes, la fréquentation de personnes dépravées, sont les causes ordinaires de cette habitude honteuse et destructive qui conduit à la plus humiliante dégradation. Les médecins Tissot, Doussin-Dubreuil, etc. , méritent des éloges pour leurs recherches sur l'onanisme ; mais leurs réflexions à la fois effrayantes et philantropi-

ques n'ont pas toujours produit les effets attendus. Cette morale en préceptes n'est-elle pas
insuffisante pour rompre une habitude qui exige
les plus puissantes diversions, s'il reste assez de
raison pour ne point résister aux conseils de
l'expérience et de l'amitié ? Dans le cas contraire
tous les soins, la surveillance même la plus active sont infructueux. Cette débauche solitaire
est parfois tellement invétérée que l'on a vu des
malheureux accablés de souffrances et sans forces se polluer encore, prenant sans doute pour
le sentiment du besoin une excitation trompeuse qui ne peut être que l'effet d'une imagination pervertie et défaillante.

Les peres et meres, les instituteurs ne liront
peut-être pas sans intérêt ce fragment, extrait
du Tableau de la Vie humaine : « On rassemble
» des jeunes gens pour exciter leur émulation,
» et malheureusement les bons exemples y font
» moins de progrès que les mauvais. On pour
» rait comparer ces enfants aux fruits ; un seul
» gâté suffit pour corrompre les autres, et le
» mal a souvent fait beaucoup de ravages quand
» on parvient à le découvrir.

» Les jeunes gens abandonnés à ce vice ai
» ment à être seuls ou avec ceux qui parta
» gent leurs goûts. Partout ils sont distraits

» et rêveurs. Au travail leur application n'est
» qu'apparente; tout entiers à la passion qui les
» entraîne, bientôt ils maigrissent, deviennent
» pâles, faibles et tristes. Ordinairement des
» pustules sur le visage succedent à la fraî-
» cheur [1]. La vue s'affaiblit, devient incer-
» taine, la respiration gênée, souvent avec
» toux; la digestion se pervertit entierement.
» Le sommeil est pénible et interrompu par
» des songes lascifs, accompagnés de pollutions
» très-affaiblissantes qui les conduisent au ma-
» rasme et à tous les désordres de l'esprit. »

Pour prévenir ces déplorables accidents, on
conçoit que les peres et meres ne peuvent trop
surveiller la moralité, la conduite des instituteurs, de leurs propres domestiques et de tous
ceux que fréquentent leurs enfants. Ils doivent
avec la plus scrupuleuse attention les détourner
de ces habitudes avilissantes par des exercices
de corps, auxquels il serait facile d'attacher
un genre de gloire, particulierement à la force

---

[1] On voit des enfants d'une forte complexion dont
le visage conserve assez long-temps sa fraîcheur, quoique cette habitude continue; mais chez eux comme
chez d'autres plus sensibles, les fonctions du cerveau
s'aliénent assez fréquemment.

et à l'adresse, ainsi que le pratiquaient ces peuples de l'antiquité dont les mœurs attirent encore notre admiration.

CHAPITRE TREIZIEME.

DIFFORMITÉS, CONFORMATIONS MONSTRUEUSES.

LES accidents inséparables de la génération chez certains individus, les difformités qui en résultent sont encore envisagés par le vulgaire, comme présage d'événements funestes, ou effets de la vengeance divine qu'il faut appaiser par des prieres expiatoires. Ces préjugés ne semblent-ils pas accuser la nature de se prêter aux plus étranges monstruosités, même de s'oublier jusqu'à effacer le caractere des especes, pour obéir aux goûts déréglés et fantastiques de quelques femmes enceintes ?

Un attrait invincible pour le merveilleux fait croire encore que l'espece humaine offre des exemples d'hermaphrodisme, quoique des recherches exactes aient démontré que les êtres androgynes sont imaginaires, qu'ils n'existent que chez les végétaux et les animaux à sang blanc. Néanmoins des magistrats y attacherent autrefois une grave importance, entre autres les juges du tribunal criminel de Chartres et des capitouls de Toulouse, qui firent dans cette occasion plutôt preuve de cruauté que de savoir. Les Athéniens et les Romains noyaient tous ceux regardés alors comme hermaphrodites, oubliant sans doute dans leur illusion que cette chimere appartient à la fable.

Chacun connaît les contes imaginés pour trouver dans le nouveau né des ressemblances avec certains animaux ; autre sujet d'alarmes pour les femmes en couches et ceux qui les environnent, quoique tout prouve que ces particularités examinées sans prévention proviennent ordinairement de maladies du fœtus ou de coups, de compressions qui ébranlent sa frêle structure. Même préjugé si un enfant naît difforme ou avec un membre de moins ; on attribue aussitôt cet accident à l'impression qu'un individu mutilé doit avoir produit sur l'imagination de la mere, fût-ce même peu d'instants avant son accouchement.

Les altérations de la peau, appelées signes ou taches, que l'on doit regarder comme l'effet du hasard, représentent selon le vulgaire l'image des choses dont les femmes enceintes sont privées. S'il en était ainsi, l'on verrait sans doute des figures bien singulieres. On doit savoir qu'il existe des taches semblables dans les animaux ovipares, qui n'ont avec leur mere qu'une relation fort indirecte. Mais ces erreurs s'évanouissent quand on examine l'état du fœtus dans le placenta ou arriere-faix, auquel il n'est uni que par contiguité de vaisseaux, sans anastamose ni circulation commune, ayant son appareil nerveux distinct : alors comment éprouverait-il l'effet de l'imagination de la mere ? Rapportera-t-on aussi à l'imagination ces déviations d'organes que nous font connaître les recherches anatomiques, le cœur tout-à-fait à droite, le foie à gauche, l'estomac et la rate au côté droit, etc. ? La cause de ces phénomenes nous sera sans doute aussi long-temps inconnue que celle des difformités particulieres à ces familles qui ont six doigts aux mains et aux pieds. On ne sait pas mieux pourquoi il est des femmes qui ont plus de deux mamelles : Julia Domna et Anne de Boulen étaient de ce nombre.

Si des vices organiques externes ont plus ou moins d'influence sur les dispositions morales, les altérations des visceres en exercent sans doute davantage, ainsi qu'on l'observe plus particulierement chez certains hommes appelés

à des emplois publics qui exigent autant d'équité
que de discernement [1]. Différentes maladies
chroniques , accidentelles ou de naissance ,
troublent plus ou moins leur esprit , et les
empêche d'apporter dans les décisions sérieuses
le sang-froid, l'impartialité qu'exigent l'honneur,
la fortune ou la vie de leurs égaux.

CHAPITRE QUATORZIEME.

CHAGRINS.

LES philosophes du Portique rayerent le mot
chagrin de leur morale, s'efforçant de paraître
impassibles dans toutes les circonstances de la
vie. Qu'eussent dit ces Stoïciens s'ils avaient
entendu des auteurs du dix-neuvieme siecle
soutenir que le chagrin exerce une influence

[1] On se rappelle à cette occasion les vers de Furetiere
sur des juges ignorants :
    Un magistrat, dont les destins
    Font un juge des plus notables.
    Croit que la loi des douze tables
    N'était que pour les grands festins.

toujours moins fâcheuse sur les femmes que sur les hommes ? N'est-ce pas vouloir méconnaître en général l'impression profonde d'une passion triste sur des êtres faibles, dont la sensibilité exquise leur fait rechercher tout ce qui peut occasionner l'enjouement et le plaisir ; tandis que l'homme, d'une complexion plus forte, ordinairement moins sensible, résiste davantage aux affections de l'âme et aux désordres qui peuvent en résulter ?

On conçoit que tout ce qui tient à la sensibilité morale doit être envisagé sous le rapport des idées que chacun y attache. En effet, bien des gens rient d'objets qui excitent les larmes du plus grand nombre, ou du moins paraissent indifférents. Démocrite toujours gai riait de tout, et parcourut une carriere de plus d'un siecle ; tandis qu'Héraclite, sans doute, plus sensible, s'attristant jusqu'aux larmes sur les faiblesses humaines, mourut à soixante ans d'une maladie grave du bas-ventre qui causait sa tristesse habituelle.

> *Si vis incolumem , si vis reddere sanum ,*
> *Curas tolle graves , irasci crede profanum.*

Si tu veux vivre bien portant , évite les chagrins et la colere. (École de Salerne.)

Ce conseil est-il toujours praticable ? Les vers

de Lafare auraient un sens plus philosophique :

Ni l'or, ni le duvet, ni le doux bruit des eaux,
Ni le silence et la retraite,
N'ont assez de douceur pour adoucir les maux
Qui troublent une âme inquiete.

Les passions gaies, quand elles ne sont pas excessives, augmentent l'énergie vitale ; les passions tristes, au contraire, la diminuent et l'éteignent. C'est sur-tout au milieu des tempêtes de la révolution qu'il a été facile d'en remarquer les ravages, tels que la blancheur subite des cheveux, l'aliénation mentale, l'anévrisme du cœur et la mort.

Chacun se rappelle les anecdotes suivantes : L'orateur Isocrate mourut aussitôt qu'il apprit la perte de la bataille de Chéronée. Horace ne survécut que fort peu de jours à la mort de Mécène. Dominique de Vicq, tres-aimé de Henri IV, expira dans la rue de la Féronnerie, où ce prince avait été assassiné la veille. Racine, dont la philosophie n'égalait peut-être pas les talents poétiques, ne put soutenir la disgrâce de Louis XIV ; il mourut peu de temps après.

Nous pourrions rappeler ici divers exemples de morts subites, par causes morales chez les femmes, s'ils étaient moins connus. On verrait que les plus sensibles sont toujours plus cruellement froissées par les passions et par tous les maux qui en dérivent.

SUICIDES.

DIFFÉRENTS moralistes se sont pliés aux idées de leur siecle pour improuver ou justifier le suicide. Les uns citent avec admiration le dévouement d'Éléazar, de Publius - Décius, de Marcus - Curtius, etc. D'autres parlent de ces hommes qui se donnaient la mort pour mériter la béatitude céleste ; et dans les premiers siecles de l'église une foule de chrétiens se disputaient la palme du martyre. Certains philosophes ne tolérent le suicide sous aucun prétexte ; l'homme ne s'est point donné la vie, il ne doit pas en disposer. C'est en ce sens que Gresset a dit :

> La vie est un dépôt confié par le ciel ;
> Oser en disposer c'est être criminel.
> Du monde où m'a placé sa sagesse immortelle,
> J'attends que dans son sein son ordre me rappelle.

On ne peut rapporter le sucide aux mêmes causes chez les peuples anciens et parmi nous. Une fausse gloire, la crainte de l'infamie, déterminaient presque toujours les Grecs et les Romains à se donner ainsi la mort ; tandis qu'en France et en Angleterre, où le suicide est peut-être plus fréquent qu'ailleurs, il paraît provenir des vices de l'éducation, des passions qui en résultent, et de l'oubli absolu de la morale. Les désordres de la sensibilité, effets ordinaires d'une existence orageuse, développent diverses lésions des organes du bas-ventre, sur-tout celles du foie et de la rate, si souvent accompagnées du dégoût insurmontable de la vie et du désir invincible de la mort [1]. Ces symptômes moraux, indépendants de notre volonté, ne devraient pas être ignorés des personnes qui croient que le suicide dans toutes les circons-

[1] Un homme dans les affaires, et très-accrédité, est atteint depuis quelques années d'une maladie du foie, avec calcul ou pierre dans la vésicule, accident assez ordinaire à ces sortes d'affections. La marche lente des symptômes le détourne des soins de sa santé, et après quelques tentatives pour se suicider, il y parvient enfin. Un mauvais critique dit à cette occasion que le médecin eût empêché ce malheur avec quelques émissions sanguines, et autres évacuants appropriés. Mais ce moyen, favorable au début de la maladie, lors de l'irritation commençante, n'aurait-il pas été tout-à-fait inutile et même nuisible vers sa fin ? Que peuvent en effet des évacuations de sang contre une lésion ancienne de la substance du foie avec un calcul dans la vésicule ?

tances a toujours le même caractere et la même cause ; que l'on doit indistinctement priver des cérémonies de la sépulture tous ceux qui meurent de cette maniere. Une telle détermination serait parfois aussi inconséquente que le refus d'inhumer celui qui, dans le délire d'une maladie violente, se précipite d'un endroit élevé et se tue ?

Le suicide n'est pour ainsi dire connu que des peuples policés, en proie à la corruption, à l'intempérance, aux maux enfantés par l'ambition et la gloire. On regarde encore comme mort volontaire la témérité dans les occasions périlleuses, ainsi que les austérités excessives dont on ne peut soutenir les dangereux effets. Rien n'est plus louable que de se consacrer aux exercices d'une piété éclairée : mais ces idolâtres des bords du Gange, par exemple, les Fakirs, les Bramines croient-ils se rendre agréables à leurs dieux en marquant chaque instant de leur vie par les plus cruelles macérations, se privant de nourriture, résistant au sommeil au milieu des pratiques les plus extravagantes ? Détruire volontairement sa santé, et arriver au trépas par une aussi douloureuse agonie, n'est-ce pas montrer la plus étrange aliénation d'esprit ?

Long-tems des lois peu philosophiques eurent pour but, dans diverses contrées d'Europe, de prévenir le suicide, en faisant traîner sur une claie ceux qui se faisient mourir. Cet usage absurde et infamant, qui n'a d'autre effet que la honte, l'affliction pour les familles, est sans avantage pour la morale publique, n'ayant d'ailleurs aucune influence sur le principe du mal. La menace faite aux filles milésiennes a pu en donner l'idée. Frappées d'un délire furieux, elles s'étranglaient sans que l'on pût en connaître la cause. On les menaça de châtiments horribles sans pouvoir les en détourner, et elles n'en continuerent pas moins à se donner la mort. Il fallut s'adresser à leur pudeur pour arrêter ces meurtres, et on décida qu'on les traînerait nues en public, si elles se faisaient encore périr. Ce moyen réussirait sans doute aussi chez les femmes de nos jours ; mais chez des hommes accablés de malheurs, de chagrins, ou pervertis par les passions, que pourraient de pareilles mesures ? . .

Signaler les différentes causes du suicide, c'est indiquer le moyen de prévenir cette détermination fatale dont l'espece humaine donne seule l'exemple. Il est évident qu'une éducation qui reposerait sur la tempérance, le mépris des

richesses et du luxe, et le courage religieux
pour soutenir les adversités de la vie, préviendrait à jamais ce déplorable genre de mort.

INHUMATIONS PRÉCIPITÉES.

LES événemens inséparables de l'existence de
l'homme dans l'état de civilisation rendent la
mort naturelle bien plus rare que l'accidentelle;
de là les plus affligeantes méprises, quand par
ignorance l'on confond la mort réelle avec celle
qui n'est qu'apparente. Tous les temps, tous les
lieux ont été témoins de ces tristes erreurs dont
personne n'est préservé, à moins qu'une police
éclairée et prévoyante ne permette les inhumations que quand la vie est éteinte, et que des
signes incontestables annoncent la putréfaction.
Elle est plus ou moins prompte à se developper
selon l'âge, les saisons, la nature de la maladie,
et ne doit pas être confondue avec des exhala-
tions fétides, externes ou internes, d'un caractere particulier, qui peuvent avoir lieu quand
la mort n'est qu'apparente.

La roideur des membres, donnée dans un
temps comme indice certain de la cessation
de la vie, est toujours illusoire, ainsi qu'on
l'a fait remarquer, à moins qu'elle ne se pro-

longe et ne se joigne à d'autres signes. On doit regarder comme très-insignifiantes toutes les épreuves encore accréditées parmi le vulgaire, de même que les applications vésicantes, puisque l'on voit des rubéfiants très-actifs rester plus de 3o heures sur la peau de différents malades sans y produire aucune irritation.

Le passage de la vie à la mort dans diverses occurrences offre des particularités fort remarquables, sur-tout chez ceux qui ont été plusieurs jours dans une sorte de léthargie, entre autres la femme d'un colonel anglais qui y resta plus de huit jours. Héraclide de Pont, selon Pline, a décrit une maladie nommée *apnos* (sans respiration), dont les symptômes peuvent simuler la mort pendant un mois. Une jeune demoiselle de Pologne, très-chere à sa famille, resta, dit-on, 5o jours dans cet état singulier. A chaque instant on se disposait à lui donner la sépulture contre l'avis d'un médecin.

Ceux qui font le sujet des anecdotes suivantes n'ont pas été aussi heureux. Un personnage considérable de Rome, Acilius-Aviola, était sur le bûcher, lorsqu'un mouvement du corps fit bientôt apercevoir qu'il vivait encore : mais ce fut en vain que l'on s'efforça de le rappeler à la vie ; il expira au milieu des flammes, tandis qu'on lui rendait les honneurs funebres. Lucius-Lamia éprouva le même sort.

Le docteur Crafft parle d'une demoiselle d'Ausbourg, sujette à des accès d'hystérie, que l'on inhuma sans attention. Le caveau où on l'avait mise fut ouvert quelque temps ensuite pour y placer une autre personne de sa famille; l'on trouva cette infortunée étendue sur les degrés de l'escalier où elle avait expiré après s'être dévoré une main.

L'abbé Prévost, auteur de l'Histoire générale des Voyages, fut frappé d'apoplexie, se rendant de Chantilly à Paris. La justice fit ouvrir le corps par un chirurgien qui sans examen préliminaire lui incisa le ventre. Il expira après avoir vu de quelle maniere affreuse, on lui arrachait la vie.

La fille d'un marchand de Paris devait bientôt s'unir à un jeune homme qui l'aimait tendrement, et qu'elle chérissait beaucoup, lorsqu'un riche financier vient la demander, et l'obtient de ses parents. Une telle rupture la jette dans une si profonde mélancolie que l'on en prit les effets pour ceux de la mort, et on l'enterra. A peine le jeune homme apprend ce triste accident qu'il vole dans l'endroit qui recélait l'objet de ses plus vives affections, l'arrache de la tombe, lui prodigue tous les soins d'inspiration, et la rappelle à la vie. Son amante ressuscitée ne vit pas sans la plus touchante émotion celui qu'elle avait tant aimé. Elle se rétablit bientôt, et ils se rendent clandestinement en Angleterre. Mais après dix années d'absence, le désir de revoir leur patrie les ramene à Paris, où ils croient être ignorés. Peu de temps après son arrivée cette femme rencontre le financier, son mari, qui la reconnaît et l'aborde. Ses réponses embarrassées et sa fuite la décelent aussitôt. Il découvre sa demeure, et la justice consultée, décide qu'elle retournerait avec son mari. Tout ce que put faire valoir son amant ne fut point accueilli. Redoutant une issue contraire à leurs désirs, ils partirent pour un pays éloigné où ils ont terminé leur carriere.

La plupart des auteurs qui ont écrit sur les morts apparentes citent des exemples d'individus qui ont été plusieurs fois le sujet de ces méprises, entre autres François Civille, qui ajoutait ordinairement à sa signature : trois fois mort, trois fois enterré, trois fois ressuscité.

Que ceux qui regardent comme superflues les précautions à prendre pour se soustraire aux déplorables méprises qu'entraînent des inhumations trop promptes, se transportent par la pensée dans le caveau de cette jeune personne.

d'Ausbourg : de quelles pénibles réflexions ne seront-ils pas accablés ! Ils applaudiront sans doute à cette réflexion du D. Louis : « Tant qu'une loi, a-t-il dit, ne réglera point les précautions indépendantes des mesures que prescrivent l'attachement et la tendresse des parens, des amis du défunt, que de personnes peuvent devenir homicides de ceux qui leur sont chers, en précipitant les funérailles pour s'épargner la vue d'un objet qui aigrit leur douleur ! Il peut y avoir des abus encore plus dangereux : combien d'héritiers avides, qui attendent le moment d'être en possession d'une fortune tant désirée, peuvent hâter la sépulture d'un collatéral, profitant de la liberté des coutumes dans ces occasions pour faire enterrer dans 24 heures [1] ! »

L'insuffisance des moyens usités pour rappeler à la vie ceux chez qui elle ne paraît pas entièrement éteinte, l'incertitude des signes pour s'en assurer ont dû souvent déterminer des

---

[1] Il serait heureux pour les personnes enterrées vivantes que les cercueils qui les renferment ne fussent point couverts, qu'ils n'eussent qu'une faible planche pour soutenir le drap mortuaire jusqu'à l'instant de l'inhumation. Promptement accablées par le poids de la terre elles expireraient aussitôt.

médecins à proposer l'établissement d'un local près des cimetieres, où l'on pût déposer les corps jusqu'à la putréfaction commençante. Ces sages avis, repoussés par l'insouciance, sont restés sans effet ; chacun croit être à l'abri d'accidents semblables, et terminer sa carriere par une mort naturelle. Mais ignore-t-on que les réglements de police n'ont point prévu ces méprises ; que les gens appelés pour garder les malades sont en général peu éclairés, et qu'il est rare qu'un médecin puisse surveiller assez ceux qui seraient dans un état de mort apparente ? Si d'ailleurs on se trouvait au loin, privé de secours, et subitement frappé d'un mal qui simulerait une mort réelle, on serait alors enterré vivant.

> Qui tôt ensevelit bien souvent assassine,
> Et tel est cru défunt qui n'en a que la mine.
>
> MOLIERE.

Si les peuples subviennent aux besoins des gouvernements, par un juste retour ne doivent-ils pas en être protégés, et préservés sur-tout de méprises aussi déplorables ? Sous ce rapport on pourrait en remplacements d'emplois, peut-être aussi inutiles qu'onéreux, établir dans les villes une sorte de magistrature, à l'exemple des Édiles curules chez les Romains, qui veillerait à la salubrité des lieux, des eaux et des aliments, se chargeant aussi de secourir les noyés, et de s'assurer de l'état des personnes dont la mort serait incertaine? Cette importante institution honorerait les administrations philanthropiques qui s'en occuperaient.

CHAPITRE QUINZIEME.

MÉDECINE.

CE serait faire un grand pas vers le perfectionnement de la médecine, si à l'exemple du Traité des maladies qu'il est dangereux de guérir, l'on offrait au public, comme parallèle de cet opuscule, l'Histoire des maladies que la nature guérit sans le secours des médicaments. *Optima medicina interdum medicinam non facere :* La meilleure médecine est quelquefois de n'en faire aucune, a dit un auteur, qui eût mieux fait de remplacer le mot *interdum* par celui de *sœpius.*

En supposant une maladie bien connue, peut-on toujours prévoir l'action des différents remedes sur l'économie animale et les cas où ils entravent la marche de la nature? Sait-on tou-

jours si tel accident, tel symptôme sont favorables ou contraires; s'il faut y opposer un remede
prompt, ou se borner à l'expectation? Mais doit-
on croire pour cela que le ministere du médecin soit inutile ? Qui peut mieux que lui
prescrire les regles importantes du régime, et
indiquer les cas qui exigent les ressources de
la médecine? On prévient de graves accidents,
mais on n'empêche pas diverses affections de
parcourir leurs périodes ordinaires, par exemple
la variole ou petite-vérole de se terminer
avant quatorze jours, la rougeole avant neuf,
l'érysipele avant sept, neuf ou quatorze, selon
les cas. Ceux qui, s'autorisant de cette maxime
d'Ovide, *principiis obsta*, veulent que l'on
anéantisse la maladie à son début, font sans
doute exception de celles que nous venons de
citer et de tant d'autres dont la marche est
toujours fixe et réguliere.

Ces réflexions sont loin de contester l'utilité
de la médecine ; elle est inséparable de la civilisation et de tous les maux qui en proviennent.
Les corps organiques, par rapport à leur structure plus ou moins composée et altérable, ne
sont-ils pas aussi frappés de maladies ? Si l'instinct des animaux les dirige dans la recherche

des remedes qui leur conviennent, cet exemple
ne doit point autoriser l'homme à croire qu'il
puisse toujours être son médecin. Ne lui faudrait-il pas une instruction généralement plus
étendue, assez d'instinct et de raison pour
résister aux préjugés qui le dominent, et faire
un usage plus judicieux des choses nécessaires ? Les animaux sauvages, comparés à ceux
que nous apprivoisons, offrent en tout des
différences remarquables : la domesticité leur
cause des maux qui exigent aussi des médecins,
et pour les guérir il suffit de les rapprocher de
leur condition premiere.

L'incertitude des connaissances sur différents
points médicaux, l'ignorance peut-être éternelle
de la maniere dont s'operent nos fonctions,
doivent-elles faire regarder la médecine comme
inutile? Quels sont les arts, les sciences qui aient
un résultat bien positif, si l'on en excepte le
calcul mathématique ? Faudrait-il rejetter la
peinture, ainsi que d'autres ont pu le dire avant
nous, parce que les plus célebres artistes n'exé-
cutent pas toujours ce qu'ils conçoivent si bien ?
Les grands poètes, imaginant un poème épi-
que, un sujet tragique, maîtres de leur plan,
le sont-ils de l'exécution ? Pourquoi donc tant
exiger des médecins, leur adresser tant de dia-
tribes, d'épigrammes ? Ignore-t-on que s'il est

des parties encore peu avancées dans l'art de guérir, l'on ne doit en accuser que la marche tardive des sciences d'observation, et la difficulté sur-tout de saisir les caracteres fugaces de certaines maladies qui proviennent de tant de causes désavouées ou impénétrables ?

On doit dire, à la gloire de la médecine et malgré ses détracteurs, que dans tous les temps les médecins dignes de ce nom se sont constamment rapprochés sur le caractere des maladies et sur le peu de médicaments qu'il convient de leur opposer. Tous ont célébré les avantages de l'hygiene et rendu hommage au génie observateur d'Hippocrate, à son expérience profonde vérifiée depuis tant de siecles par tous ceux qui savent étudier la nature. Nous ne parlons pas de ces novateurs présomptueux, qui pour s'élever au premier rang, rejettent tout ce qui n'est pas d'eux, parce qu'ils ne l'ont pas connu les premiers : ils dédaignent les vérités de fait pour admettre des paradoxes que l'inexpérience et l'enthousiasme accueillent aveuglément.

Quelques critiques austeres ont attribué à la médecine des erreurs qui n'appartiennent qu'aux médecins. On sait que la satire de J. J. Rousseau fut bientôt suivie de repentir, puisqu'il exprima à Bernardin de Saint-Pierre

le désir de faire réimprimer ses ouvrages pour rendre en même temps à la médecine les honneurs qu'il lui avait contestés tant de fois. Si Moliere, à l'aide de plaisanteries peut-être trop burlesques, a mis en scène les ridicules grossiers de quelques médecins de son temps, l'on ne voit en cela que le désir d'amuser par des facéties goûtées alors. Mais il n'en est pas de même des boutades de Jean-Jacques, trop souvent dominé par la plus noire misanthropie. Écoutons-le dans le premier livre de son Emile : «Un corps débile
» affaiblit l'âme; de là l'empire de la médecine,
» art plus pernicieux aux hommes que tous les
» maux qu'il prétend guérir. » Réflexion assez singuliere, après avoir dit plus haut : « Que la
» médecine vienne donc sans le médecin. — Je
» ne sais pour moi de quelles maladies nous
» guérissent les médecins ; mais je sais qu'ils
» nous en donnent de bien funestes : la lâcheté,
» la pusillanimité, la crédulité, la terreur de
» la mort. S'ils guérissent le corps il tuent le
» courage. Que nous importe qu'ils fassent mar-
» cher des cadavres ; ce sont des hommes qu'il
» nous faut, et l'on n'en voit point sortir de
» leurs mains. » Tout le paragraphe renferme des déclamations aussi étonnantes. — « Je
» déclare, dit-il plus loin, que n'appelant ja-

» mais de médecin pour moi, je n'en appellerai
» jamais pour mon Emile, à moins que sa vie
» ne soit dans un danger évident ; alors il ne
» peut faire pis que de le tuer. Je sais bien que
» le médecin tirera avantage de ce délai. Si
» l'enfant meurt, on l'aura appelé trop tard ;
» s'il échappe, ce sera lui qui l'aura sauvé ; soit,
» que le médecin triomphe, mais sur-tout qu'il
» ne soit appelé qu'à l'extrémité. » Que pense-
rait-on de ce passage s'il était d'un homme
ordinaire ?

L'art de guérir, a dit Cabanis, est fondé
comme tous les autres sur l'observation et le
raisonnement ; ses effets ayant pour but un de
nos premiers besoins, il doit être d'une utilité
directe et très-étendue. Si l'on a vu de bons
esprits revoquer la médecine, c'est uniquement
au vice de son langage, au vague de ses théories,
au caractere peu philosophique de ses méthodes
d'enseignement qu'il faut s'en prendre. A quoi
bon répéter sans cesse la médecine est une,
quand on sait que notre faible intelligence est
généralement trop resserrée pour en saisir tout
l'ensemble ? On pourrait appliquer ici cette
réflexion de Crévier, parlant de la réthorique et
de la philosophie. « Dans l'origine des sciences
et des arts les philosophes étaient rhéteurs et

orateurs, souvent même législateurs et théolo-
giens : mais à mesure que les sciences ont été
cultivées, elles se sont étendues, et l'enceinte
de chacune est devenue trop vaste, par rapport
à la capacité de l'esprit humain, pour qu'un seul
homme pût les embrasser toutes. Il a fallu les
partager; de là ce divorce tant déploré et blâmé
par Cicéron entre le langage et l'esprit, la pensée et la parole. »

Cette question : la médecine peut-elle être
séparée de la chirurgie ou médecine opératoire?
est toujours un sujet de graves discussions.
Rien ne serait sans doute plus heureux que de
voir renverser le mur d'airain qui les sépare si
souvent, et le même homme pouvoir embrasser
tout ce qui se rattache à cette science si étendue;
mais de semblables dispositions paraissent être
au nombre des choses presque introuvables. En
effet, celui qui s'occupe des grandes opérations,
méditant sans cesse sur les moyens de perfec-
tionner cette partie si précieuse de l'art de
guérir, se livrera-t-il aux spéculations tout
opposées qu'exigent celles qui se rapportent à
l'idéologie, à l'étude des passions, aux maladies
mentales, etc.? Nous pensons avec tant d'autres
que ces deux parties doivent être considérées
comme sœurs ou comme deux branches qui

s'élevent du même tronc. Ne sait-on pas que des hommes d'un mérite supérieur ont dit, par rapport au perfectionnement de la science, qu'il faudrait qu'un seul individu se livrât spécialement à un genre de maladies, ainsi qu'on l'a vu chez des peuples non moins éclairés que nous, et qu'on le remarque encore dans plusieurs villes considérables d'Europe où la médecine est cultivée avec éclat.

Il serait peut-être un moyen de concilier tous les intérêts, toutes les opinions. Les candidats, par exemple, qui prouveraient un savoir suffisamment étendu dans tout l'ensemble de la science médicale, et montreraient en même tems l'adresse, la dextérité que l'on doit rechercher dans le chirurgien ; ceux-là, disons-nous, seraient distingués par une qualification particuliere, et s'ils ne se livraient qu'à telles parties de la médecine, on les désignerait de maniere à pouvoir indiquer leur talent.

MÉDECINE LÉGALE. Dès la plus haute antiquité l'on reconnut l'importance de la médecine légale, si l'on en juge par différents paragraphes de l'Exode et du Lévitique. La multiplicité des délits et crimes qui obligent souvent les tribunaux à recourir aux lumieres de la médecine, dans les affaires qui exigent du juge la connaissance de l'économie animale et de tout ce qui peut y porter atteinte, semblent la rendre indispensable parmi nous; mais les formalités d'usage en paraissent abusives.

Les juges, avant de prononcer sur le sort d'un prévenu interpellent les médecins en présence du public, leur adressant parfois des questions auxquelles il est difficile de répondre, de donner le développement nécessaire à des causes du plus haut intérêt pour l'honneur, la vie ou la fortune de citoyens quelquefois très-recommandables, quoique entourés de fortes préventions. Cette incertitude où se trouve le médecin ajoute encore à l'irrésolution des magistrats qui, obligés d'appeler d'autres hommes de l'art pour éclaircir leurs doutes dans les cas embarrassants, peuvent être entraînés dans des erreurs irréparables, par l'opposition d'idées qui résulte de la différence d'instruction et de la maniere d'envisager alors les questions qu'on leur soumet.

S'agit-il d'empoisonnements, d'infanticides, de meurtres ou autres crimes, dont les circonstances, inexplicables pour les tribunaux, les obligent encore à s'adresser au médecin; quelque discret et éclairé qu'on le suppose, ne se trouve-t-il pas forcé de répondre à des ques-

tions dont les détails nécessaires peuvent ins-
truire des malfaiteurs, leur faire connaître quelquefois les moyens d'être criminels impunément, et de se soustraire aux poursuites juri-
diques ? Il ne suffit pas à la morale publique que
l'on choisisse des médecins distingués par leur
probité et leur instruction, il faut encore éviter
à l'auditoire les scandales qu'entraînent la plupart des discussions. D'ailleurs, pourquoi ne pas
permettre aux médecins de se retirer dans un
endroit que leur désignerait telle cour de justice
pour répondre par écrit aux questions qu'elle
leur soumettrait ? Seuls et sans influence ils se
livreraient alors à toute l'étendue de leurs méditations , et pourraient seconder plus efficacement la religion des juges. Cette utile précaution, qui n'est nullement opposée à l'esprit de
la loi, à la liberté individuelle, n'entraverait
pas les débats, mais empêcherait dans diverses
occasions les dangers de la publicité, en même
temps qu'elle préviendrait des discussions qui
peuvent à tout instant souiller le sanctuaire
de la justice par la nature des réflexions qu'elle
fait naître. .

· Sous ce rapport , ne doit - on pas blâmer
les journalistes et autres qui publient avec tous
leurs détails des malheurs, des attentats quel-

conques devenus si fréquents ? Ils attristent, font frémir le lecteur sensible, et offrent souvent au crime de nouveaux moyens d'impunité. Ces sortes de relations peuvent en outre déterminer certains individus qui jusque-là étaient encore indécis.

CHAPITRE SEIZIEME.

CHARLATANS.

LE peuple confond ordinairement le charlatan avec l'empirique, malgré toute la différence de ces deux conditions. Le dernier agit d'après l'expérience, sans suivre aucune doctrine ; tandis que le charlatan, avec plus ou moins d'esprit et d'instruction, suit un plan dont il ne s'écarte pas ; montrant de l'audace avec les uns, de la souplesse, de l'hypocrisie avec les autres, il sait s'entourer de prestiges, de prôneurs, et sur-tout gagner beaucoup d'argent. Une trop grande concurrence dans toutes les professions diminue il est vrai les chances du succès, introduit des moyens illégitimes pour en obtenir : le talent et l'intrigue se croisent en route ; mais souvent le dernier arrive avant l'autre. On a dit depuis long-temps qu'il n'y avait aucun art dans lequel les préjugés accordassent autant de considération à l'effronterie et à la médiocrité qu'en médecine ; semblables à ces fortunes qui ne reposent que sur le crédit, et n'en sont pas moins brillantes. Le savoir réel du médecin est aussi rarement apprécié que difficile à bien connaître, quoique chacun veuille en juger : soit modestie ou indifférence, l'homme de mérite ne fait point de son talent une vile spéculation ; jamais on ne le trouve sur la voie de l'intrigue. Sans cesse déplorant l'inconcevable crédulité du public, il gémit sur les maux qui en sont ordinairement les suites.

Le charlatanisme est de tous les temps et de tous les lieux ; c'est une monnaie fausse qui a cours chez tous les peuples, et dont la valeur est rarement contestée quand on sait la mettre en circulation, ce qui suppose une habileté particuliere, un certain *savoir-faire*. C'est d'abord aux jeunes femmes qu'il faut s'adresser pour attirer l'attention. Rechercher celles dont l'esprit exalté et persuasif sache dans toutes les occasions faire valoir leurs protégés, leur rendre favorables les plus incrédules, et publier de prétendus succès, même au milieu des revers : dire

avec certitude qu'ils ont guéri des maladies jusqu'alors au-dessus de la nature et de la médecine.
Aucune hyperbole ne peut être trop forcée; et
si la fortune indocile ne seconde pas cette tac-
tique, si tel malade succombe entre les mains
de l'homme regardé comme infaillible, il faut
que ses propres fautes servent à lui donner plus
d'éclat encore. On publie qu'il a été appelé
trop tard, ou que des imprudences commises
par ceux qui entourent le malade sont les seules
causes de l'accident que l'on déplore. Ces ma-
nœuvres adroitement dirigées dans les salons
produisent tout leur effet; chacun devient écho
sans s'en douter, et favorise ainsi la réputation
mal acquise de ces médecins plus habitués à
voir des malades que des maladies.

L'amour-propre a souvent le plus de part
aux éloges qu'on prodigue à ces sortes de gens.
On voudrait n'avoir pas donné aveuglément sa
confiance à celui qui l'a usurpée; et si l'on cherche à se rendre compte de son erreur, on croit
la justifier en la faisant partager à d'autres. Il
est d'ailleurs assez ordinaire de supposer du
talent à celui qui en impose par son assurance
et sa présomption.

« Je connais votre maladie, disait un de ces
» fourbes, elle est fort grave : ceux qui vous

» ont traité avant moi se sont trompés; prenez
» ce remede et vous guérirez. » Telle est la
formule quand le mal n'offre rien de menaçant ;
et s'il y a du danger, on insinue avec l'accent
du plus profond regret, qu'appelé plutôt on
aurait sauvé le malade ; mais qu'il n'est plus
possible de répondre de ses jours. Le charlatan
ne borne pas là son savoir-faire, on le voit
caractériser comme maladies graves, et traiter
ainsi des affections légeres que le régime seul
guérit ordinairement. C'est de cette maniere
qu'on attire l'admiration.

Il est des charlatans subalternes dont les prétentions moins ambitieuses s'arrêtent à la classe
inférieure. Partout ils trouvent confiance et pro-
tection à en juger par les titres emphatiques dont
ils sont porteurs, et par le nombre de personnes
qui les préferent ordinairement aux chirurgiens
les plus expérimentés pour des cas rares de
médecine opératoire [1]. Quelquefois on leur
préfere aussi l'exécuteur des cours criminelles,
préjugé provenant de ce qu'il cassait autrefois

---

[1] Il ne faut pas confondre avec ces *rebouteurs* les
familles des Fleurot et des Jollans qui exercent depuis
fort long-temps avec distinction dans les Vosges et dans
le département de l'Isere , ainsi que plusieurs médecins
l'assurent.

les os dans le supplice de la roue, et que par cela même il doit avoir bien plus d'habileté. Le vulgaire ne raisonne pas toujours ses sujets de croyance.

L'inspection de l'urine, selon les charlatans, doit donner la connaissance des maladies et de leurs résultats, sans qu'il soit nécessaire de se livrer à d'autres recherches. Cette erreur grossiere trouve encore partout de nombreux partisans, qui ignorent que l'urine varie selon le sexe, l'âge, le tempérament, la saison, les habitudes, les substances alimentaires et médicamenteuses dont on fait usage, et que le contact de l'air et de la lumiere l'altere assez promptement. Si ces prétendus médecins rencontrent quelquefois le nom de la maladie, c'est l'effet du hasard ou de l'adresse d'un compere, posté de maniere à s'informer de l'état des personnes pour qui l'on vient consulter.

Les gouvernements, a dit G. Zimmerman, souffriront-ils toujours cette malheureuse engeance, et le peuple malgré son aveuglement doit-il être abandonné à ces imposteurs! Si la société a le droit de s'opposer aux desseins d'un homme qui porte atteinte à la vie d'un autre, pourquoi n'aurait-elle pas le même droit quand il s'agit de conserver un plus grand nombre d'individus ? Tel souverain accueillerait sans doute ces représentations, si les facultés de médecine s'entendaient pour faire réprimer ces abus.

POISONS, VENINS.

Des motifs d'un haut intérêt ont pu déterminer certains personnages éminents à s'habituer aux poisons, entre autres un roi cruel et malheureux de l'antiquité :

> Contre tous les poisons soigneux de me défendre,
> J'ai perdu tout le fruit que j'en devais attendre.
>
> RACINE.

Le nombre toujours croissant des poisons, d'après les recherches des chimistes, présente à la société la plus effrayante pespective, si l'on en tolere encore la publicité et la vente. Signaler au public les substances vénéneuses qui laissent plus ou moins de traces sur l'économie animale, n'est-ce pas mettre un glaive à la main d'un furieux, et faciliter des crimes qui peuvent causer les calamités politiques les plus alarmantes, le désespoir et l'opprobre des plus honnêtes familles ?

> Les crimes des mortels ont un destin extrême,
> L'un conduit au gibet et l'autre au diadème.
>
> *Traduction de JUVÉNAL.*

Proscrire s'il est possible les poisons inutiles,
ceux qui peuvent être remplacés dans les arts
et dans la médecine , ce serait prévenir des
maux incalculables. Mais avant tout ne devrait-
on pas chercher à nous garantir des causes déplorables qui provoquent les empoisonnements?
On les trouverait au milieu des tourments de
l'ambition , de tous les désordres de la société,
dans l'union indissoluble d'époux mal assortis ,
et trop souvent dans ces criminelles tentatives
pour former d'autres nœuds. . .

S'il est nécessaire de conserver des poisons ,
la prudence semble exiger de n'en confier la
vente dans chaque ville qu'à un seul homme
dont le savoir, la probité , la fortune offrissent
assez de garanties , et d'infliger ensuite les
peines les plus séveres à ceux qui prépareraient
ou recéleraient ces substances meurtrieres. Le
fabricateur de fausse monnaie, rigoureusement
puni par les lois, est-il plus coupable que celui
qui par sa position, n'inspirant aucune méfiance,
peut impunément commettre les plus grands
forfaits ?

 . Quel peut être l'avantage de tous les poisons
encore conservés en médecine, et de tant d'autres récemment introduits ? De quels maux
nous préservent-ils ? La nature nous a-t-elle

assujettis au périlleux emploi de ces préparations
délétères, en même temps qu'elle nous entoure
de remedes dont on peut faire un salutaire
usage ? Quel a été le succès et la gloire du médecin Storck et autres partisans des poisons ?
N'ont-ils pas eu souvent à gémir sur des efforts
téméraires, dont la mort et des maladies plus
graves que celles qu'ils s'efforçaient de com-
battre, ont été les suites ? Plusieurs personnes,
soit par méprise, soit par défaut d'adresse, de
prévoyance, en préparant l'acide prussique,
par exemple, en ont éprouvé l'effet éminem-
ment vénéneux ; elles ont péri presqu'aussitôt.
L'emploi facile et assez sûr de l'opium sous différents états, devrait proscrire cette nouvelle
préparation, l'acétate de morphine, dont on
peut faire un si funeste usage, et qu'on rem-
placerait par des substances qui ne sont nullement vénéneuses.

·1.° L'expérience et les savantes recherches des
botanistes ne peuvent trop nous mettre en garde
contre l'effet si fréquemment délétere des champignons, toujours regardés comme un mets déli-
cieux qui doit orner nos tables. C'est faire bien
peu de cas de son existence, ou être dominé
par la plus inconcevable gourmandise, que de ne
pas rejetter à jamais ces plantes meurtrieres qui

ne contiennent rien de ce qui constitue l'aliment. Les morilles, appartenant à la famille des champignons, ne sont pas toujours mangées sans accidents : il en est de nuisibles. La truffe, délice des gastronomes, est, comme les autres fongus, privée de parties nutritives : l'effet aphrodisiaque qu'on lui attribue tient sans doute au principe un peu excitant qu'elle renferme.

2.º Les morsures et piqûres de certains animaux de nos climats peuvent avoir des résultats plus ou moins vénéneux. Celle de l'abeille, de la guêpe, du cousin, du bourdon, du taon, de l'araignée noire, etc., cause en général une vive irritation locale ; mais elle n'est à craindre que quand ces insectes ont sucé des plantes vénéneuses ou des substances animales imprégnées de virus contagieux.

3.º Nos reptiles les plus redoutés et les plus dangereux par leurs morsures, sont l'aspic et la vipere commune ; ce dernier serpent n'est redoutable que quand il a été irrité, ou qu'il atteint des parties très-sensibles. Les naturalistes assurent qu'il faudrait cinq à six de ces morsures pour faire périr un homme de force ordinaire, ce qui doit rassurer ceux qui regardent une seule morsure comme mortelle.

4.º Certains poissons éprouvent pendant les

grandes chaleurs une altération subite et mal-
faisante après leur mort ; d'autres deviennent
plus mauvais encore dans le temps du frai. Les
moules, les huîtres sont ordinairement nuisibles
en été, sur-tout le premier de ces molusques :
se trouvant à découvert par la marée, il absorbe
du frai des astéries, des méduses ; tandis que
celles qui restent sous l'eau ne paraissent pas
avoir d'effets malfaisants. On prétend que
c'est au pinnotere (*pinnoteres mytilorum*. La-
treille,) que l'on doit attribuer les accidents
dont il s'agit, tels que vomissements, douleurs
de bas-ventre, éruptions à la peau, etc.

5.º Un poison signalé en Allemagne par le
docteur Kermer est attribué à l'altération de
viandes fumées, particulierement au foie d'oie
qui entre dans les saucissons. Ce médecin
assure que sur soixante-seize habitants qui en
mangerent trente-sept périrent presqu'aussitôt;
les autres sont restés long-temps valétudinaires.

6.º On doit à l'esprit observateur et expéri-
mental de M. Chaussier la certitude de pouvoir
avaler sans danger des fragments de verre,
d'émail, de cristal de roche et de diamant. Ces
différents corps, regardés autrefois comme poisons si funestes, ne sont nuisibles que mécani-
quement lorsque les morceaux se trouvent trop

forts, trop incisifs, l'estomac étant vide. On sait qu'Hippocrate regardait comme mortelle la perforation de l'estomac et des intestins ; cependant beaucoup d'exemples prouvent que des corps étrangers ont pénétré ces parties, ainsi que d'autres organes, sans accidents bien graves. Des balles, des portions de mitraille traversent impunément des parties très-composées et très-sensibles. Le docteur Hubner parle d'une villageoise qui avala une petite lame de couteau, pour s'exciter à vomir, en se titillant la luette. Peu de temps après parut un abcès vers l'ombilic, où cette lame s'était glissée. Une simple opération suffit pour l'en tirer. Cet exemple prouve encore toute la puissance de la nature sans secours étranger.

Nous terminerons cet article en rappelant que l'on a pris quelquefois pour empoisonnement prémédité l'effet d'aliments de mauvaise nature, la présence de certains vers intestinaux, des maladies de la peau brusquement supprimées et autres accidents, dont les symptômes quelquefois obscurs peuvent simuler ceux qui appartiennent aux poisons.

CHAPITRE DIX-SEPTIEME.

MALADIES.

Nous parlerons sommairement de quelques maladies qui paraissent occasionner le plus de préjugés et de méprises, sans nous astreindre toutefois à suivre la méthode des nosologistes, cet apperçu ne formant pas un corps de doctrine.

IRRITATION OU INFLAMMATION, FIEVRES. La plupart des théories sur l'irritation et la fievre, depuis les premiers temps de la médecine rationnelle, rappellent cette idée d'un penseur, que les systèmes sont aux sciences ce que les passions sont aux hommes, ainsi qu'on le remarque en médecine et en politique. La nouvelle doctrine rangeant les fievres appelées primitives à la place que leur assigne le genre de lésion qui les caractérise, justifie l'idée des médecins qui les ont toujours considérées comme affections secondaires, d'après le siége et la nature du mal [1]. Forestus, Baillou, Baglivi,

---

[1] Il y a plus de quinze ans, nous eûmes un entretion avec M. Chaussier sur ces fievres appelées primi-

Chirac, Pinel, etc., ne rapportent-ils pas les fievres à l'irritation des organes du bas-ventre? Avant eux d'autres médecins depuis Erasistrate eurent les mêmes notions sur le siége et la cause prochaine des fievres.

Cette maladie des membranes muqueuses intestinales, appelée gastro-entérite, est-elle aussi fréquente qu'on le suppose? Un tel entraînement pour la nouveauté s'est fait remarquer dans d'autres temps. Vers la fin du siecle dernier la plupart des maladies étaient considérées comme nerveuses, et naguere des médecins renommés de Paris croyaient trouver des affections laiteuses, vénériennes, scorbutiques, dans tous les dérangements de la santé. Lorsque le professeur Corvisart attira de nouveau l'attention des médecins sur les maladies organiques du cœur, un grand nombre d'éleves exaltés

---

tives, que nous considérions alors comme secondaires. Ce savant professeur avait la même idée depuis long-temps.

Nous lui rendîmes aussi compte d'une communication très-distincte entre les grands ventricules du cerveau des principaux animaux domestiques, que nous avons observée en 1797, et dont aucun auteur de zoologie n'a parlé. Que l'on nous permette cette digression sur un objet anatomique qui peut intéresser.

autant par l'ardeur de l'âge que par l'amour de la science, s'efforçaient de les caractériser chez la plupart des malades contre l'avis du maître. Plusieurs étudiants se crurent atteints de lésions du cœur : deux moururent de la seule crainte de la maladie, ainsi que le professeur de clinique le fit observer.

On doit savoir gré au fondateur d'une école naissante de sa judicieuse critique sur différents points de médecine, ainsi qu'à tous les partisans de la méthode tempérante dans les fievres causées par une irritation plus ou moins intense, d'avoir proscrit cette médication active souvent plus redoutable que le mal. En même temps ne faut-il pas être en garde contre des explications seulement spécieuses, et séduisantes pour ceux dont le jugement n'a point encore assez de maturité ?.. Aucun médecin ne contestera qu'une irritation forte de la membrane muqueuse de l'estomac ou des intestins n'excite l'action du cœur avec cette série de symptômes appelée fievres ; mais comment allier l'idée de fievres intermittentes, dont les accès se renouvellent après 24, 48 et même 72 heures, avec l'existence d'une inflammation des tissus ?

Les conjectures s'obscurcissent bien davantage quand on voit des individus conserver plusieurs années des fievres quartes. Lommius en rapporte une qui a duré au moins vingt ans. Cette citation, à laquelle on pourrait en joindre beaucoup d'autres, rend le caractere d'irritation difficile à expliquer. On conçoit que cette lésion de tissu peut exister avec des paroxismes, mais non avec intermittence ou périodicité. Parler de la mobilité, du déplacement de l'érisipele pour étayer le système de l'irritation périodique ne paraît pas un exemple suffisant. Que la gastro-entérite se déplace d'un point pour se porter vers un autre, ce qu'on ignore encore, l'irritation en existe-t-elle moins sur la membrane muqueuse intestinale avec les symptômes qui lui sont propres ?

Si les fievres intermittentes sont causées par un état d'irritation de l'estomac et des intestins, comment expliquer l'emploi hardi du quinquina et autres excitants si fréquemment administrés sans attention dès le début de ces maladies ? L'explication serait plus facile si elles étaient entretenues sympathiquement par une lésion nerveuse. D'ailleurs, faut-il toujours regarder comme inflammatoires ces douleurs rapportées à telles parties des intestins, lorsque des médecins célébres observent qu'elles ne doivent point en imposer quoiqu'elles simulent une affection primitive des visceres? Ne peuvent-elles pas être l'effet du trouble de la sensibilité nerveuse, de matieres, de gaz retenus dans les intestins par un état de constriction?

Tout semble prouver que les gastro-entérites n'ont pas toujours un caractere bien évident, qu'on peut même les confondre avec d'autres affections. A quoi donc les reconnaître distinctement? Cette incertitude rappelle les réflexions d'observateurs exacts qui considerent comme occultes diverses maladies du bas-ventre ,avec douleur, et en général tous les mouvements fluxionnaires. L'irritation offre-t-elle le même caractere, les mêmes symptômes, dans les différents organes et appareils? *Non adeò facile ut multi putant dolores internoscere utriusque intestini, nec quod consequitur per animadversa in ægris signa satis luculenta, hujus modi observationes dividere,* a dit l'illustre Morgagni. Il n'est pas aussi facile que le pensent beaucoup de gens de distinguer par des signes assez certains le siége des douleurs de tel ou tel intestin [1], et d'en déter-

---

[1] Rien n'est plus fréquent que d'entendre appeler *coliques* indistinctement toutes les douleurs des organes'

miner le caractere par des observations exactes.
L'ouverture des cadavres, dira-t-on, leve tous
les doutes. Mais comme personne ne succombe
à ces irritations passageres, on ne peut se faire
de la maladie qu'une idée fort vague, à moins
qu'elle ne soit assez grave pour altérer profondément les tissus, et causer la mort. Alors le
siége du mal bien connu leve tous les doutes,
sans oublier que la vie éteinte, tout rentre
sous l'influence des lois mécaniques et chimiques, ce qui peut induire en erreur dans
certaines recherches cadavériques.

Si l'on considere un instant la structure et
les fonctions des membranes muqueuses, sur-
tout celles de l'estomac et des intestins, sans
cesse excitées par des substances alimentaires,
des boissons alcooliques, etc., il est évident que
l'on ne doit point s'alarmer de tant de causes
auxquelles on rapporte les gastro - entérites.
Ignore-t-on en outre la méthode exclusivement
évacuante des médecins familiarisés avec les

---

renfermés dans le bas-ventre, même celles des reins,
quoique ce mot soit réservé pour les douleurs de l'intestin colon. Cette inexactitude rappelle l'expression de
mal au cœur, pour dire envie de vomir, l'estomac étant
alors le siége de l'incommodité.

purgatifs, les drastiques, et autres irritants dans les maladies les plus aiguës, où la diete et les tempérants sont seuls indiqués [1]? Telle est l'influence des systèmes en médecine, la saignée, les purgatifs, les vésicatoires ont été tour à tour très en vogue, et regardés comme indispensables dans le plus grand nombre de maladies. Maintenant ils sont remplacés d'une maniere presque exclusive par la gomme et les sangsues, ce qui rappelle la réponse du médecin Bouvart, consulté sur la vertu d'un remede nouvellement accrédité : « Dépêchez-» vous d'en faire usage pendant qu'il guérit. »

Les succès égaux de deux médecins marquants du dix-huitieme siecle ajoutent encore à ces réflexions : l'un prodiguait la saignée, l'autre la rejettait entierement dans les mêmes maladies et chez des individus de complexions assez analogues. Quelques médecins antagonistes de la nouvelle doctrine, administrent, dit-on, sans danger apparent des doses énormes de tartre stibié comme perturbatrices de certaines ma-

---

[1] Le médecin de Louis XIII redoutait peu la gastro-entérite, lorsqu'il lui faisait prendre dans le cours d'une année plus de deux cents purgatifs et lavements évacuants, ainsi que le rapporte La Houssaie.

ladies aiguës du poumon et des autres organes.

Hoffmann disait de ces médecins inutilement agissants : *Fuge medicos si vis esse salvus :* Fuyez les médecins si vous voulez bien vous porter. Oui, fuyez ceux dont parle le docteur Vircy, ces nouveaux Sganarelles, médecins non malgré eux, mais malgré tout le monde éclairé, et qui croient toujours la nature impuissante ou incertaine dans ses efforts.

PETITE-VÉROLE OU VARIOLE. VACCINE. C'est vers la fin du sixieme siecle que l'on fait remonter les ravages de la petite-vérole en France. On y opposa l'inoculation en 1722, comme moyen d'en diminuer les dangers, découverte attribuée aux Arméniens qui la transmirent aux Grecs. L'esprit d'intérêt et de calcul a pu donner l'idée de cette pratique conservatrice, les Arméniens faisant commerce de Géorgiennes et de Circassiennes pour entretenir le harem des souverains d'Asie.

Que de gens crédules cherchent à persuader que l'on peut être atteint de la variole jusqu'à trois fois, c'est chose assez indifférente pour la science ; mais insinuer que la variole est une affection dépuratoire nécessaire à l'espece humaine, et que la vaccine est un préservatif suspect, illusoire, qui introduit dans l'économie animale un germe de maladies particulières, n'est-ce pas faire preuve ou d'ignorance ou de mauvaise foi? Ceux-là craignent-ils toujours de prescrire comme remèdes les substances vénéneuses les plus suspectes ? On pourrait opposer à ces détracteurs que la vaccination existe depuis un temps fort reculé, que les peuples qui l'ont connue les premiers n'ont contracté aucune maladie nouvelle, qu'ils y ont gagné sous le rapport de la santé et de la beauté des formes.

A quel signe donc reconnaître ce prétendu germe si redouté, et quels sont les maux qu'il a produits? Tous ceux qui s'élevent contre cette pratique auraient dû se borner à rappeler des circonstances qui s'opposent à son effet, par exemple, le vaccin employé trop tôt ou trop tard, altéré par le contact de l'air ou par son séjour sur des instruments rouillés ou oxidés, ou atténué par le sang sorti de l'incision trop profonde faite à la peau, d'après les remarques répétées de personnes qui vaccinent avec le plus de soin.

Dans l'hypothèse où la vaccine aurait été nuisible à quelques individus, doit-on mettre en parallèle ces rares exceptions avec les effets si désastreux de la variole ? Dans quelle affligeante position ne voit-on pas la plupart des individus frappés de cette hideuse maladie ! Les uns avec le visage entierement couturé et difforme, quelquefois avec perte totale de la vue ; d'autres privés de l'usage d'un membre, et ceux-là atteints d'affections de poitrine qui les conduisent plus ou moins douloureusement à la mort. Nous ne parlons point de l'effrayante destruction qu'entraîne presque toujours la variole devenue épidémique.

C'est par des insinuations qui n'ont d'autre but que d'inquiéter les familles, et de leur inspirer de l'éloignement pour cette précieuse découverte, qu'on attribue à l'effet de la vaccine les dérangements de la santé qui surviennent ensuite, comme si elle devait préserver de tous les maux. Plusieurs fois on nous a engagé à vacciner des enfants qui furent atteints de maladies graves le jour ou le lendemain du temps désigné pour cette opération. Si elle eût eu lieu, nul doute que l'on aurait attribué ces accidents à la vaccine.

La petite-vérole volante ou varicelle, qui peut survenir après la variole comme après la vaccine, est encore un sujet d'erreur pour ceux qui croient qu'elle ne diffère point de la petite-vérole ordinaire, et que la vaccine doit être aussi son préservatif [1].

Le traitement des phlegmasies de la peau, comme celui de la plupart des maladies aiguës, est le plus souvent abandonné au caprice des commeres, qui ne voient dans cette éruption qu'une humeur dépuratoire dont il faut favoriser la sortie par tout ce qui constitue le régime excitant ou échauffant : élévation de la tempéra-

---

[1] 1.° Les boutons de la varicelle se développent après une fievre légere, peu durable, passent à peine à l'état de suppuration, et se desséchent dans peu de jours sans cicatrices apparentes. Ces boutons, qui offrent rarement l'aspect de pustules, sont petits, peu élevés, et contiennent une humeur limpide, incolore. Devenus plus gros ils offrent une liqueur plus épaisse, blanchâtre qui se rapproche du pus.

2.° La variole simple ou discrete s'annonce par un mouvement fébrile avec nausées ; et du troisieme au quatrieme jour de petits boutons rouges s'élevent sur le visage, les bras et le reste du corps. Vers le septieme suppuration avec fievre qui se termine en trois jours. La fievre cesse, les pustules se dessechent et s'encroûtent vers le quatorzieme jour.

3.° La marche de la variole confluente est très-irréguliere, ses symptômes sont plus intenses, les pustules plus rapprochées avec diarrhée chez les enfants, et salivation chez les Adultes.

ture de la chambre du malade, en même temps qu'on fait usage d'autres moyens qui peuvent aggraver les symptômes, et rendre confluente la variole la plus bénigne.

La reconnaissance que l'on doit à Jenner pour ses recherches sur le cow-pox ou vaccin n'exclut pas les éloges que mérite Rabaud-Pommier, ministre protestant, qui avant les travaux de Jenner fit part au D. Pew de l'avantage d'inoculer à l'homme l'humeur du bouton survenu aux pis des vaches. W. Bruce, consul en Perse, dit dans une de ses lettres que la tribu nomade des Eliaats avait trouvé un préservatif de la variole dans une éruption qui se forme au pis des brebis.

Un manuscrit découvert dans l'Inde, sous le titre de *Sancteya Grantham*, curieux par son antiquité, et attribué à d'Hauvantori, contient la description du procédé employé de nos jours pour inoculer ce fluide particulier, appelé vaccin, qui se développe dans un bouton au pis des vaches. (Voir le Dict. des Sciences médicales, article *Vaccine.*)

GALE OU PSORA. Le préjugé attachant une sorte de honte à être atteint de cette maladie de la peau, la plupart de ceux qui l'éprouvent s'adressent aux charlatans les plus obscurs pour s'en débarrasser, ne se doutant point des maux que leur préparent tous ces hommes ignares et téméraires.

Que la gale provienne de contagion, de la malpropreté, d'aliments nuisibles, etc., peu importe, leurs remedes sont toujours les mêmes, quels que soient le sexe, l'âge, l'état de l'individu et l'irritation plus ou moins vive qui accompagne l'éruption. Les substances ou répercussives ou très-stimulantes sont ordinairement employées, malgré tout le danger d'un traitement aussi contraire. Et dans d'autres circonstances, pour éviter l'odeur pénétrante et désagréable du soufre [1], on y substitue des frictions mercurielles, qui causent parfois des salivations très - incommodes, ou bien un

---

[1] Les préparations de soufre, comme tant d'autres remedes, sont toujours en vogue contre les maladies cutanées, sur - tout contre les dartres. Leur peu de succès chez beaucoup d'individus tient il est vrai à la mauvaise application, quand on les administre lors de l'affection commençante, ou dans son état chronique, si l'irritation se prolonge. Le régime tempérant, l'éloignement des causes physiques et morales qui peuvent entretenir les dartres, sont souvent les moyens que le médecin emploie avec le plus d'avantage.

onguent avec le tabac qui occasionne presque toujours des vomissements et des convulsions difficiles à calmer. Tels sont les accidents auxquels s'exposent la plupart de ceux qui croient inutile de s'adresser à un médecin pour cette maladie.

Souvent il arrive de confondre avec la gale une éruption nommée l'*hydroa sudoris* par les nosologistes, trivialement *échauboulure*, assez fréquente au printemps et en été chez les jeunes gens dont la peau paraît plus sensible. Cette erreur sur le caractere du mal en entraîne ordinairement d'autres sur le choix des remedes, si l'on préfere alors les antipsoriques, les préparations sulfureuses et autres excitants, aux bains tiedes et à tous les moyens adoucissants quand la peau est très-irritée.

Une éruption particuliere aux vieillards, la gale senile, est aussi un sujet de méprise lorsqu'au lieu d'un régime tempérant l'on emploie les remedes usités contre la gale communiquée que des praticiens confondent quelquefois.

PLIQUE. Combien de conjectures et d'erreurs sur les causes de la plique, jusqu'à ce que des observations exactes aient démontré qu'elle est plus particuliere aux Polonais vivant dans l'indigence et la malpropreté, et qu'elle n'atteint point ceux qui ont les cheveux courts et propres! « Ce monstre pathologique, a dit le docteur » Richerand, n'est autre chose que le mélange » inextricable des poils et des cheveux collés » par l'humeur grasse amassée sur des têtes » qu'un bonnet épais recouvre pendant plu- » sieurs mois. » Il paraît que la plique est le résultat de la négligence et qu'on peut couper cette espece de feutrage sans danger, si l'on a soin de se tenir la tête chaudement quelques jours et d'y faire des onctions d'huile douce ou de substances analogues.

Des auteurs, dans l'intention peut-être de créer un système sur la plique, ont avancé qu'elle provenait de maladies syphillitiques dégénérées, qu'on l'avait remarquée en Asie et dans l'intérieur de l'Egypte. Cependant des observations plus précises la rapportent à l'époque désastreuse de l'envahissement de la Pologne par les Tartares. L'état de misere et de découragement où se trouva réduite alors cette partie d'Europe paraît indiquer le temps où la plique se montra pour la premiere fois; et pour lui donner un caractere plus extraordinaire l'on a avancé depuis que les cheveux dans cet état rendaient du sang ; tandis que l'on n'y voit autre chose qu'un fluide muqueux, coloré, plus ou moins abondant, selon les dispositions individuelles et la durée de ce feutrage.

Les Juifs crédules de ces contrées, pour se garantir de la plique, font macérer dans de l'eau-de-vie une vieille meche de cheveux pliqués, et boivent cette macération avec une entiere confiance, quoiqu'ils ne soient pas moins atteints de la plique tant qu'ils négligent les moyens nécessaires de propreté.

Croup ou Angine trachéale. Chacun partage les justes alarmes des peres et meres sur cette effrayante maladie, plus particuliere aux enfants, quelquefois obscure dans sa marche, et qui peut dans un instant ravir les objets de leurs plus cheres espérances. La ressemblance des symptômes avec ceux d'un rhume, d'un mal de gorge, laisse dans une sorte de sécurité jusqu'à ce qu'un accident subit et grave fasse recourir au médecin, qui souvent au milieu d'essais douloureux et tardifs voit expirer le malade.

Depuis la description de cette maladie par le médecin Baillou jusqu'à l'histoire critique qu'en a donnée le docteur Royer-Collard, une foule de mémoires et de monographies ont eu pour objet d'en présenter les caracteres et le traitement avec plus de simplicité et de certitude: Si tous les auteurs n'ont pas également atteint le but, tous méritent des éloges, relativement aux motifs qui ont dirigé leurs écrits. Ils font remarquer que plus le danger est menaçant, plus il importe d'éviter les méprises, et d'agir sans délais.

Pour caractériser le croup, assure-t-on, il suffit que le malade joigne à un rhume ordinaire cette voix aiguë et glapissante, comparée à celle d'un jeune coq, ou qu'il fasse entendre un bruit rauque et sourd, ou bien un son de voix aigu et plus ou moins retentissant. Ces différences proviennent sans doute de ce que des médecins auront donné le nom de voix croupale indistinctement à l'un de ces sons, sans indiquer à quelle période de la maladie ils sont particuliers, et quel est l'état ordinaire de la voix du sujet dont ils ont recueilli l'observation. Tout démontre que c'est moins dans ces modifications qu'il faut chercher les symptômes caractéristiques du croup que dans la lésion des organes respiratoires. Le son croupal, de même que la formation de la membrane, semblent avoir fixé exclusivement l'attention; cependant la présence de ce corps particulier n'est pas la cause unique du danger, puisqu'il reste toujours un peu d'espace pour le passage de l'air. On sait d'ailleurs que les symptômes disparaissent quelquefois aussi subitement qu'ils se sont annoncés et sans qu'aucune portion de membrane soit expulsée.

La division de M. Royer-Collard en croup *inflammatoire* et croup *adynamique* est fort simple ; mais l'adynamie ou défaut de forces ne doit-elle pas être considérée comme accident de l'état inflammatoire? La distinction de croup *spasmodique* et *suffoquant* est-elle plus exacte? Ces différents états paraissent subordonnés aux dispositions individuelles, à l'intensité du mal et aux remedes perturbateurs employés.

Le sulfure de potasse, ingéré dans l'estomac pour agir chimiquement sur les corps membraniformes de la trachée artere, produit un effet vénéneux donné à dose trop forte ou trop rapprochée. Prescrit à des doses convenables est-il plus efficace ?

Dans l'état avancé de la maladie, troisieme période, s'il est facile de bien la distinguer, on cherche par des tentatives les plus infructueuses à prolonger des souffrances, qui ne doivent avoir d'autre terme que la mort. Que pouvoir espérer dans ces déplorables conjonctures de l'effet des vomitifs ? Ne peuvent-ils pas causer une prompte suffocation ? Sont-ils mieux indiqués au début du mal, s'il est sans complication d'embarras gastrique ?

Il est heureux sans doute de pouvoir triompher dans certains cas d'une maladie aussi grave, aussi rebelle ; mais ne serait-il pas plus avantageux de s'attacher, par une éducation physique bien dirigée, à prévoir ces altérations de la santé qui ont leur source dans des habitudes contraires? On doit chercher sur-tout à développer les forces de l'enfant pour le préserver des maux causés par l'intempérie des saisons et des transitions de température ; ayant soin de lui donner des vêtements appropriés à sa complexion forte ou faible, par rapport aux différents états de l'atmosphere et à l'influence variée des saisons.

ASTHME. De nombreuses observations apprennent que l'asthme primitif est fort rare, et que le plus souvent c'est comme symptôme qu'on le confond, soit avec des maladies du cœur, soit avec des lésions primitives et secondaires des poumons, accompagnées de difficulté plus ou moins grande de la respiration. Le D. Laennec fait observer à ce sujet que l'emphyseme du poumon et la dilatation des bronches ont été prises pour l'asthme, de même que la dyspnée ou difficulté de respirer, symptôme commun à des maladies très-différentes. Cette méprise dans le diagnostic en entraîne d'autres dans le choix des remedes ou dans l'application des principes d'hygiene, et on voit employer tour à tour des purgatifs, des exutoires, lors même que l'asthme est consécutif de maladies nerveuses, ou entretenu par des émanations qui proviennent de substances employées dans les arts.

Que penser du conseil de Xirmer dans l'asthme convulsif? ce médecin dit avoir soulagé plusieurs malades en leur faisant fumer des feuilles de pomme épineuse, *datura stramonium.* Si ce moyen a eu quelque succès, on ne doit pas moins être en garde contre l'emploi de cette plante suspecte. Les remedes appelés anti-asthmatiques, dont les maisons de dépôt sont si multipliées, prouvent encore tout le crédit du charlatanisme, et décelent l'insouciance de ceux qui peuvent réprimer ces abus si préjudiciables au public crédule, et trop avide de médicaments.

DYSPEPSIE OU DIGESTION DIFFICILE. Si l'on met en parallele les dangers de l'intempérance avec les avantages de la vie sobre dont Cornaro, Barthole, Gassendi, Newton, etc., ont donné l'exemple, il est facile de se convaincre du peu de cas qu'on doit faire de cette série de médicaments appelés stomachiques, plutôt appropriés à la crédulité des dupes qu'à la nature du mal.

Tous les sujets atteints de dyspepsie ne sont pas également avides de remedes ; un grand nombre préferent se charger l'estomac d'aliments plus ou moins indigestes pour faire cesser certaines incommodités ou réparer leurs forces épuisées. Ceux-là ignorent-ils qu'il ne suffit pas de manger, mais qu'il faut digérer, et que la plupart des aliments augmentent les symptômes de la maladie. Ils peuvent même en développer qui simulent des accidents étrangers en apparence à la dyspepsie, et auxquels on applique des remedes ou inutiles ou contraires au caractere du mal primitif.

Les nombreuses relations de l'estomac avec les autres organes, spécialement avec la peau, l'influence qu'il reçoit des aliments, des agents externes, concourent parfois à compliquer les symptômes, et à occasionner des méprises lorsque le poumon participe à ces affections, relativement aux rapports de sensibilité de ces deux visceres. N'a-t-on pas pris par exemple des toux sympathiques pour une maladie primitive des poumons, et prescrit aux malades des remedes adoucissants ou atoniques, lorsqu'il convenait de leur donner quelques stimulants, secondés du régime? On conçoit que les excitants sont contraires aux personnes habituées à l'usage des boissons fermentées, et qu'ils ne conviennent qu'aux individus accoutumés à la vie frugale, si l'estomac se trouve alors dans un état de débilité.

La présence des vers complique fréquemment la dyspepsie chez les sujets d'une complexion molle, lymphatique, qui abusent de substances douces, amylacées, et dont l'estomac est plus ou moins affaibli. Nous avons vu l'immobilité absolue des membres inférieurs, l'épilepsie et des affections nerveuses fort graves, provenir de vers lombricaux, du solium, etc. [1]. Les symptômes étaient fort obscurs; une irritation assez vive rendit le choix des remèdes plus difficile chez un de ces malades atteints du

---

[1] La dénomination de *solium* paraît inexacte, puisqu'on trouve l'ascaride lombricoïde avec le tænia chez quelques malades, remarque que d'autres ont sans doute faite aussi.

tænia depuis plusieurs mois, quelquefois avec vomissements [1].

Au nombre des affections nerveuses de l'estomac on doit placer cette dépravation singuliere appelée *Pica*, qui porte à manger des substances les plus grossieres, les plus immondes, attribuée au trouble de la sensibilité de l'utérus, ainsi qu'on le remarque sur-tout dans l'hystérie, la grossesse, la chlorose ou pâles-couleurs. Cette étrange perversion du goût est encore regardée par des gens simples comme effet de quelque maléfice ou sortilége.

C'est en général aux excès de table, particulierement le soir, qu'on rapporte cette affection appelée *Cauchemar*, autre sujet de superstition parmi le peuple qui l'attribue encore à des esprits malins, errants pendant la nuit, quelquefois sous forme humaine. Les Romains nommaient cette affection *ludibria Fauni*, jouet du Faune. De même que ceux qui en sont atteints de nos jours, ils éprouvaient une gêne considérable vers l'estomac, la poitrine, et

---

[1] Tout le monde sait que la lésion de différents organes, des hernies, etc., peuvent causer sympathiquement des nausées, des vomissements plus ou moins violents et rapprochés.

croyaient étouffer sous le poids d'un animal redoutable.

Nous placerons ici quelques exemples de dyspepsies qui ont occasionné certaines méprises. Un facteur de poste aux lettres, tourmenté d'un paroxisme de dyspepsie, nous consulta par hasard. Après l'avoir examiné, nous apperçumes une espece de gibeciere assez pesante qu'il portait habituellement appuyée sur la région de l'estomac. Nous lui conseillâmes de la diriger vers le dos, et de cesser l'usage des remedes, ce qu'il fit avec un prompt succès.

Une fille de dix-sept ans, une autre de vingt, peu robustes et occupées à des travaux domestiques, éprouvaient une affection gastrique qui alternait avec un engorgement incommode des genoux. La plus jeune consulta quelqu'un qui lui conseilla d'y appliquer des résolutifs. Le mal devenu plus violent, elle demanda notre avis, et nous reconnûmes que cette sorte de tuméfaction était consécutive de l'état de l'estomac. Nous l'engageâmes à changer ses habitudes. Cette fille employait tout son temps à filer, et au lieu de se servir d'eau pour mouiller son fil, elle perdait beaucoup de salive, usage affaiblissant et fort commun parmi les fileuses de nos contrées.

HYPOCONDRIE. Une juste admiration pour les médecins qui ont acquis le plus de célébrité n'exclut point une critique judicieuse de leurs écrits. Boerhaave indiquant à quelles lésions d'organes il faut rapporter les désordres de l'hypocondrie, paraît s'abandonner aux plus singulieres hypothèses, de même que quand il en attribue les causes prochaines à une matiere tenace, inerte, fixée dans les intestins. On conçoit que cette théorie a dû égarer ses partisans, et leur faire souvent employer des remedes propres à aggraver l'affection primitive, dont le siége et le mode de lésion, d'après quelques auteurs, pourraient être un sujet de contestation, relativement au cadre qu'on leur assigne dans la plupart des nosologies.

C'est avec étonnement qu'on remarque dans un ouvrage destiné à propager la philosophie de la science une série de moyens destinés pour chaque symptôme de l'hypocondrie. Comment pouvoir se rendre compte d'un tel étalage de médicaments et de ces attaques isolées de symptômes dépendants d'une même maladie ? A côté d'une marche aussi compliquée qu'inexplicable, on trouve cette citation critique, empruntée de Tissot : *Ridenda verbo et damnanda versipellis illa medicina quæ mox ca-*

*piti, mox pectori, mox renibus, aut alvo me-
dens, non modo nihil medetur, sed plurimùm
nocet :* La médecine qui prend toutes sortes de
formes dans la même maladie, voulant diriger
à la fois un remede vers la tête, un autre vers
la poitrine, les reins, les intestins, etc., est
dérisoire et blâmable. Fuyez ces docteurs qui
n'hésitent jamais à prescrire des médicaments,
a dit un médecin philosophe, ce sont toujours
des causes directes de maladies qu'ils vous préparent. En effet, quand on se rappelle les causes
de l'hypocondrie, si elles ne proviennent pas
d'éruptions, d'écoulements et d'ulceres supprimés, quels changements peuvent apporter à
l'atération profonde de la sensibilité les moyens
stériles ou superflus de l'art pharmaceutique?
Ne sont-ils pas impuissants toutes les fois qu'il
faut opérer des diversions propres à rompre un
enchaînement vicieux d'idées, foméntées par
des habitudes contraires, par des passions
fougueuses, insensées, ou par le désir immodéré de la fortune et d'une fausse gloire?

On sait que toutes les passions excessives
peuvent conduire à l'hypocondrie, et même à
des affections nerveuses encore plus graves, à
la mélancolie, à l'aliénation mentale, et que
des gens dans l'adversité se sont retirés du

monde pour s'enfoncer dans les déserts et y vivre dans l'abnégation de tout ce qui peut attacher à la vie. C'est souvent parmi les hommes revêtus du pouvoir suprême qu'on trouve les plus déplorables exemples d'hypocondrie, et même de mélancolie, sur-tout chez ceux qu'une ambition profondément dissimulée conduit au premier rang. Arbitres de la destinée des nations, ils méditent sans cesse des projets dont la funeste exécution coûte tant de sang et de larmes. . . . Avec quelle admirable éloquence les Massillon, les Fénélon et autres orateurs se sont élevés contre ces fléaux de l'ordre social, en leur opposant la conduite des princes magnanimes qui ont tout sacrifié à la prospérité, à la gloire de leurs peuples reconnaissants ! Mais ces auteurs ont plutôt parlé en moralistes qu'en physiologistes sur les causes de ces perversions de l'esprit, que l'on doit rapporter à une éducation mal ordonnée, à des habitudes qui fortifient encore ces redoutables penchants.

Le passage d'une vie occupée à un état sédentaire et d'oisiveté cause aussi l'hypocondrie, comme on le voit chez ceux qui abandonnent subitement les affaires, sur-tout dans des villes tumultueuses, pour vivre oisifs et solitaires à la campagne. Les travaux excessifs de cabinet, trop de ténacité dans les spéculations d'intérêt, par un effet tout contraire, occasionnent aussi ces désordres nerveux.

Moliere a trouvé dans l'hypocondrie le sujet plaisant de son *Malade imaginaire,* en essayant de faire ressortir quelques traits d'une singularité comique. Mais, selon le docteur Pinel, il est loin d'avoir tracé le caractere du morose hypocondriaque s'appliquant à réaliser sur lui tous les maux d'autrui, et qui toujours méfiant, inquiet, d'une versatilité extrême, passe subitement d'une gaîté folle à un abattement absolu, se plaignant sans cesse, et dont tous les instants de la vie sont marqués par la douleur ou par quelque présage sinistre de l'avenir.

C'est une imprévoyance parfois irréparable de disserter sur la santé, sur la médecine avec ces hypocondriaques inquiets et soupçonneux qui courent après les illusions. Il ne faut heurter leurs erreurs qu'avec une adresse extrême, afin d'obtenir leur confiance et de pouvoir les placer dans des situations favorables à leur guérison; opposant s'il se peut à leurs idées dominantes, aux passions qui les subjuguent, un objet qui tempere la violence de leurs désirs ou qui attire assez leurs affections pour faire oublier celles qui les occupent le plus.

Migraine ou Hémicranie. Partout où l'on s'éloigne des habitudes énervantes de la civilisation pour se livrer à la tempérance, aux exercices modérés de l'esprit et du corps, on trouve à peine des exemples de la migraine, plus particuliere aux femmes et aux sujets faibles. Souvent des personnes étrangeres à la médecine la confondent avec ces douleurs de tête aiguës ou chroniques, d'un caractere varié, qui proviennent secondairement de la lésion du poumon, du foie, de l'utérus, etc. Nous ne parlons point des affections primitives ou idiopathiques du cerveau et de ses membranes, dont les symptômes très-distincts ne peuvent être pris pour ceux de la migraine.

Quelques médecins depuis F. B. Sauvages ont placé dans les sinus frontaux le siége de cette maladie. D'autres, plus judicieusement, le rapportent à l'estomac, d'après des observations réitérées sur différents individus pris dans des situations les plus opposées. Les causes paraissent provenir en général d'écarts soutenus de régime, de l'influence contraire des saisons, d'affections vives de l'âme, de chagrins concentrés, d'évacuations diminuées ou supprimées, etc., souvent aussi elles sont assez obscures pour échapper à l'examen le plus attentif.

L'invasion, la durée, la périodicité de la migraine ne sont pas toujours régulieres ; quelquefois les accès surviennent à des distances fort éloignées ; ou bien ils se rapprochent, avec douleurs plus ou moins vives et prolongées qui augmentent pendant le jour pour s'appaiser sous l'influence de la nuit.

Dans cette maladie comme dans beaucoup d'autres les ressources de la médecine se bornent le plus ordinairement à des secours indirects et impuissants, à des essais infructueux ; tandis que des commeres prescrivent avec assurance les moyens les plus actifs, les plus opposés au caractere du mal ; aussi les accès se prolongent et s'aggravent. Rester dans une sage expectation c'est selon bien des gens montrer autant d'ignorance que d'incertitude. Cependant on conçoit que si le médecin ne peut calmer la violence de la maladie, il doit borner son ministere à conseiller la diete, le silence, le repos dans un appartement sombre et frais, l'usage des boissons douces et acidulées, selon le goût du malade, et sur-tout le calme de l'esprit, faisant diversion, s'il est possible, aux idées tristes qui peuvent exaspérer les symptômes. Les fameuses bagues magnétiques ne sont pas sans effet sur certains esprits.

ÉCHAUFFAISON OU ÉCHAUFFEMENT. Malgré toute l'inexactitude de ces dénominations, elles sont encore indistinctement appliquées à des maladies, même les plus disparates. Le vulgaire exprime par ces mots des altérations plus ou moins graves de la santé, telles que le trouble éphémere de la digestion, le catharre, la phthisie pulmonaire, etc.

- Différents médecins ont fait de l'échauffaison des maladies distinctes ; les symptômes qu'ils en indiquent semblent appartenir à la plupart des phlegmasies, ou seulement comme prodromes. Le docteur Pinel en a tracé les symptômes suivants dans l'Encyclopédie méthodique : « L'échauffement, a-t-il dit, est cet état de toute l'habitude du corps, marqué soit par la sécheresse de la peau, soit par des sueurs avec rougeur du visage, quelquefois aussi accompagné de saignement de nez dans la jeunesse [1], ou hémorroïdes chez les adultes et

---

[1] Il est des hémorragies salutaires que l'on ne peut arrêter sans danger : à quels maux ne sont pas exposés ceux sur qui on applique des corps froids ou au dos et au visage pour les faire cesser subitement ? Empêcher ainsi la nature de se débarrasser d'un sang superflu, incommode, c'est provoquer vers un organe quelconque

les vieillards, soif plus ou moins vive, picote-
ment à la peau, constipation, ardeur des reins,
urine rouge et fétide, insomnie ou sommeil
agité, sorte de propension aux jouissances vénériennes, irritation générale subordonnée à la
nature des causes et aux dispositions du sujet.
L'échauffement, ajoute ce médecin, peut être
passager ou durable, réunir plus ou moins des
symptômes précédents, et même s'accompagner
de beaucoup d'autres. »

On signale comme circonstances qui prédisposent le plus à ces affections la jeunesse, le
tempérament sanguin, les climats chauds, la
saison des chaleurs ; mais les causes les plus
ordinaires paraissent être les veilles, les exercices forcés, l'usage des boissons alcooliques,
des aliments trop animalisés, trop nourrissants,
et l'abus des plaisirs vénériens.

ACRIMONIES. Une imagination féconde peut
aisément conjecturer, sur-tout en médecine,
faire jouer un rôle à telles humeurs altérées ou
prédominantes, et indiquer des remedes, des
spécifiques pour corriger ces dérangements de

---

une fluxion dangereuse, particulierement chez les jeunes
gens sédentaires et habitués à une nourriture succulente.

la santé. C'est avec de semblables idées que l'on a créé tant de théories séduisantes pour le peuple qui s'arrête toujours aux choses que son intelligence ne peut pénétrer.

La définition du mot acrimonie, considérée par divers lexiques comme indiquant un fluide, une humeur viciée, n'est propre qu'à faire naître la confusion. La racine du mot acrimonie qui est *acris*, âcre, en indique assez le caractere, supposant toutefois que nos sens puissent bien le saisir. Les acrimonies alkalines de Boherhaave et autres sont-elles admissibles, et cette dénomination est-elle exacte ? Pour en éclairer la théorie ne faudrait-il pas savoir auparavant si les humeurs sont douées d'une vitalité particuliere, ne sont altérées que secondairement ou par absorption cutanée ; enfin si elles sont exclusivement soumises à l'action des solides ? D'après ces doutes, quelle confiance avoir dans les remedes appelés dépuratifs, et ordinairement employés sans succès dans les maladies que le vulgaire considere comme acrimonieuses ? On conçoit que les dépuratifs les plus efficaces se trouvent dans un régime exact, dans le choix raisonné d'habitudes appropriées à ces altérations de la santé. Les médicaments dans ces cas ne sont que de faibles auxiliaires.

G o u t t e. C'est avec des hypothèses, et en faisant jouer un rôle très-actif aux acides, aux alkalis, que l'on a cru posséder tant de spécifiques contre cette maladie rebelle, souvent héréditaire, fort rare dans les campagnes, et provenant en général d'intempérance, d'une vie molle, inactive [1], de l'usage excessif d'aliments trop animalisés et de boissons alcooliques. Des exemples font voir que la goutte complique parfois l'hypocondrie, l'hystérie et autres affections nerveuses.

Les médecins les plus célebres répetent qu'il n'appartient qu'aux charlatans de vouloir guérir la goutte, à moins qu'elle ne soit secondaire, ou qu'elle provienne d'affections particulieres, les symptômes toutefois étant peu intensés. Le régime est dans ce cas la plus salutaire de toutes les recettes.

Quel a été le succès de ces remedes publiés avec tant d'emphase ? La plupart ont troublé les efforts conservateurs de la nature, et fait retrocéder la goutte vers les principaux organes, où ils ont déterminé des désordres quelquefois

---

[1] La goutte, d'autre part, va tout droit se loger
    Chez un prélat qu'elle condamne
     A jamais du lit ne bouger.
           La Fontaine.

irrémédiables. Mais le temps, bien plus que les raisonnements, fait justice de ces erreurs, et tous ces prétendus spécifiques sont voués pour toujours à l'oubli, jusqu'à ce que d'autres aussi peu efficaces viennent éprouver le même sort. Nous ne parlerons point de ces formules sans cesse préconisées par le charlatanisme, dont l'emploi a trop souvent été suivi de souffrances et de regrets.

Les détracteurs de la vie sobre regardent le régime comme superflu dans cette maladie, quoique l'expérience démontre les avantages de la sobriété, des exercices modérés et du calme de l'esprit, si l'on se préserve en même temps des transitions subites de température et de l'influence contraire des habitations froides ou humides.

GRAVELLE, CALCULS URINAIRES. Les plus étranges conjectures, les essais les plus bizarres ont grossi l'histoire de cette affection du système urinaire. Nous nous bornerons à rappeler que les concrétions se forment plus fréquemment chez ceux dont la transpiration est long-temps ralentie, et qu'on doit en trouver beaucoup d'exemples dans les contrées humides de la Hollande, de l'Angleterre, etc.

En général les chimistes ont renoncé à leurs prétentions pour dissoudre les calculs à l'aide de réactifs acides ou alkalins, administrés en boisson et en injection. Si ces substances sont trop affaiblies, trop étendues dans des véhicules quelconques, elles ne peuvent entamer, dissoudre des corps aussi réfractaires ; et dans l'état de concentration nécessaire pour les détruire, elles causent de graves accidents par l'irritation profonde qu'elles exercent sur les membranes qui en reçoivent l'action.

Des moyens plus sûrs, plus directs, ont été proposés pour expulser la pierre à l'aide de l'opération ou pour la briser dans la vessie et l'en faire sortir [1]. L'expérience apprendra auquel de ces procédés les praticiens doivent donner la préférence pour l'avantage des malades. Jusque-là on doit répéter à ceux qui, par leur état et les lieux qu'ils habitent, se trouvent plus exposés à cette affection douloureuse, qu'ils doivent chercher à s'en garantir par la manière de se

[1] L'opération de la taille, procédé aussi hardi qu'admirable, connu des anciens, et renouvelé par Germain Collet, chirurgien distingué sous Louis XI, fut d'abord essayée sur un militaire condamné à mort, qui obtint sa grâce, en se soumettant à cette cruelle opération.

vêtir et par le choix des aliments qui excitent le plus la transpiration. Il conviendrait aussi d'avoir soin, étant au lit, d'uriner à genoux ou de se lever, pour que la vessie se vide complétement et ne soit point exposée à ces résidus urineux qui s'accumulent, se grossissent et forment des calculs, sources de tant de souffrances.

Goître ou Broncocèle. L'engorgement que nous signalons ici paraît coïncider avec les phénomenes de la puberté dans les deux sexes, et plus fréquemment chez les filles dont la menstruation est difficile et orageuse. Cette espece de goître, presque toujours plus développé d'un côté du cou, est peu douloureux, sans altération à la peau, et rarement considérable. Il se résout quelquefois spontanément quand les menstrues sont plus régulieres.

C'est encore dans les ressources inépuisables de l'hygiene qu'il faut chercher le principal remede à cette lésion, qui semble provenir du désordre de la sensibilité nerveuse, si l'on en juge par la complexion de ceux qui en sont atteints. Que pouvoir espérer des substances pharmaceutiques? Sont-elles assez puissantes pour calmer la sensibilité si souvent troublée chez les jeunes personnes élevées au milieu de l'indolence et de l'ennui ?

Nous citerons un exemple rare de résolution spontanée d'un goître très-volumineux qui datait de la premiere menstruation, et disparut à l'âge critique sans l'usage d'aucun remede. Chaque période menstruelle était marquée par une gêne particuliere de la respiration qui augmenta au déclin des regles, vers l'âge de cinquante ans. Les incommodités furent alors plus rapprochées, avec mouvement fébrile, toux et expectoration. Un état de spasme, suivi de digestions pénibles et d'une tension gênante dans les muscles du cou, terminerent cette résolution que nous avons observée.

ÉCROUELLES OU SCROPHULES. L'esprit de système a long-temps obscurci les caracteres distinctifs des scrophules, que des médecins de nos jours rangent encore parmi des affections tres-disparates entre elles, et qui n'offrent aucune altération des appareils glanduleux et lymphatiques.

Dans tous les temps cette maladie a été le sujet de la plus étrange superstition, ainsi que le prouve l'histoire des pratiques qu'elle a occasionnées. Des souverains aveuglés par l'éclat de

leur rang, et oubliant leur impuissance, ont
cru pouvoir guérir par un simple attouchement
ceux qui se présentaient avec la foi. La Grece,
l'Italie, l'Espagne, l'Allemagne, la France [1],
ont été témoins de ces erreurs. Pyrrhus, dit-on,
appliqua le pied sur le ventre d'une personne
dont la rate était malade, et la guérit. On conçoit que l'attouchement d'un monarque impo-
sant, entouré d'un certain appareil, peut produire une impression salutaire dans les affections
nerveuses, lorsque l'esprit est favorablement
disposé; mais dans des maladies telles que les
scrophules, dont les tissus sont plus ou moins
lésés, ces pratiques sont sans effet. Long-temps
on attribua aussi cette vertu de guérir au toucher du septieme enfant mâle, quand la naissance de ces garçons n'était interrompue par
celle d'aucune fille; autre croyance ridicule qui

---

[1] Des écrivains font remonter à Clovis le prétendu
pouvoir de nos rois pour guérir les scrophules. Raoul
de Presle, parlant à Charles V, s'explique ainsi : « Vos
» devanciers et vous avez telle puissance qu'il vous est
» donné et attribué de Dieu, que vous faites miracle en
» votre vie, telle, si grande et si apperte que vous
» guarissez d'une horrible maladie qui s'appelle les
» écrouelles, de laquelle nul autre prince terrian ne
» peut guarir hors vous. »

rappelle la prétendue influence des nombres.

Le traitement de cette maladie a été subordonné dans tous les temps aux idées dominantes, sans avoir égard aux dispositions individuelles, au caractere d'irritation qui l'accompagne. On vanta indistinctement les exutoires, les purgatifs, tous les fondants, etc. Une autre doctrine qui parut spécieuse, d'après la dénomination d'*humeurs froides*, introduisit l'usage des excitants d'une maniere exclusive, sans s'occuper des diverses périodes de la maladie et des irritations partielles. Le défaut de succès a fait renoncer en général à cette méthode d'excitation. Différents médecins d'Amérique prescrivent fréquemment la pyrole ombellée, *pyrola umbellata*. Le séjour dans les tueries et les boucheries ne pourrait-il pas favoriser aussi l'animalisation chez certains scrophuleux, en s'y garantissant avec soin de l'humidité ? Le docteur Fournier rapporte que les Maures et les Espagnols cautérisaient les lobules de la conque auriculaire pour guérir ces maladies. Ceux qui conseillent d'appliquer la main d'un cadavre à demi-putréfié sur les parties ulcérées, ou de boire dans un crâne humain, sont-ils plus raisonnables ?

C'est une réforme heureuse d'avoir débarrassé

le traitement des écrouelles de tout ce qu'il peut présenter d'insignifiant et de ridicule ; mais ne serait-il pas aussi important de chercher à en détruire les causes prédisposantes , sur-tout quand elles proviennent du vice des peres et meres ? De plus, on ne peut trop soigner l'éducation des enfants , et les assujettir à une morale pratique qui puisse donner aux opérations du cerveau une direction propre à prévenir le développement de ces passions si contraires aux mœurs et à la santé.

Cancer. Malgré tous les exemples de la témérité des charlatans, chaque jour on recourt encore à leur dangereux ministere contre cette hideuse dégénérescence qui exige l'attention des médecins les plus éclairés. Il serait difficile de rappeler les formules , les procédés dont cette maladie a été l'objet, sans s'occuper de son caractere et de son siége.

Que l'engorgement du sein dérive d'un coup, d'une chute , d'une compression ou de toute autre cause externe ; qu'il soit symptomatique ou secondaire d'affections internes de nature à produire un désordre grave dans la santé, des gens de l'art n'y voient qu'un mal local, un cancer qu'ils opèrent pour accroître leur réputation et leur fortune, quoiqu'une mort assez prompte, après des souffrances inouïes, soit presque toujours le résultat de cette opération intempestive, souvent même de celle du cancer proprement dit [1]. La médecine ne doit offrir que des palliatifs et les secours de l'hygiene à celui qui atteint les femmes arrivées à l'âge critique. *Conclusi menses uteri ad mammas recurrunt*, a dit le premier des observateurs : Des maux du sein succedent à la cessation des regles. Opérer alors est-ce faire preuve de savoir et de bonne foi ? Comment pouvoir détruire l'effet tant que la cause subsiste ? Des récidives mortelles n'ont-elles pas accusé d'une coupable imprévoyance ceux qui les conseillaient ? Les cas de guérison cités comme incontestables à cette époque de la vie ont-ils été observés avec impartialité ? Ne les a-t-on pas

---

[1] Nous répéterons, d'après des médecins dont le savoir et l'expérience font autorité, que l'audace et le désir de s'illustrer ont compromis la vie d'un grand nombre de malades par des opérations inutiles et très-douloureuses, qui ont presque toujours hâté la mort. Mais des prôneurs, des journalistes bénévoles n'en publient pas moins des succès, déifiant en quelque sorte l'opérateur, qui mériterait au contraire les plus justes et les plus ameres réprimandes.

confondus avec ceux de causes externes ; les individus étant encore jeunes et sans altération antécédente de la santé ?

Le docteur Bricheteau, parlant du *Squirre*, a fait une observation importante relative au cancer : « Les auteurs , a-t-il dit , qui ont » considéré exclusivement le squirre comme » premier degré du cancer, se sont mépris en » accréditant un préjugé contraire à la guérison » de cette maladie, regardée comme incurable, » par la seule raison qu'elle participe du carci- » nome. D'un autre côté l'on s'est trompé en » limitant ce qui est relatif à l'affection squir- » reuse, aux tumeurs dures, inégales, bosselées » et parfois douloureuses qui constituent la pre- » miere stade du cancer. On trouve la preuve » de cette erreur dans les auteurs d'anatomie » pathologique où l'on voit la description de » plusieurs endurcissements des visceres avec » tous les caracteres physiques du squirre, qu'il » est impossible de confondre avec les indura- » tions et tumeurs carcinomateuses , n'étant » point la suite d'une inflammation, et n'ayant » aucun des caracteres du cancer , même de » celui appelé occulte. »

Le vulgaire s'imaginant trouver de la ressem- blance entre les caracteres physiques du cancer ulcéré et du crabe, croit que ce crustacée dévore la substance du malade, et qu'en lui donnant des morceaux de chair pour pâture, il ralentit ou cesse ses ravages. A part cette supposition absurde, n'est-il pas facile de se convaincre que le volume de chair ne diminuant pas, ces réflexions doivent être rangées parmi les contés populaires ?

On emploie encore dans la pratique médicale contre cet ulcere l'arsenic, l'ammoniaque, des préparations de mercure, des euphorbes, etc., malgré leur inutilité ou le danger qu'ils peuvent occasionner. La vermiculaire brûlante, et tant d'autres médicaments abandonnés, et préconisés de nouveau, ont-ils plus de succès qu'autrefois ?

Il se développe sur la peau, particulierement au visage, des excroissances pustuleuses, des dartres et autres éruptions d'un caractere varié, quelquefois désagréables par leur forme ou par leur situation, et que des médecins s'efforcent de faire disparaître, soit par une opération, soit par quelque onguent ou caustique. Ils oublient que ces affections de la peau chez beaucoup d'individus sont une crise de certaines altérations de la santé, et que ces applications ou topiques peuvent développer, dans différents cas, des ulcérations sordides, rongeantes, le cancer, et causer la mort.

RAGE, HYDROPHOBIE. Depuis Thémison, chef de la secte méthodique, jusqu'à la fin du dix-huitieme siecle, la rage a été l'objet dè dissertations souvent insignifiantes, dans lesquelles on l'a presque toujours confondue avec l'hydrophobie ou horreur de l'eau, accident nerveux commun à différentes maladies. Loin d'être exclusif à la rage, on voit des individus atteints de ce symptôme rechercher l'eau avec avidité. Il est aussi des chiens, des loups qui traversent les ruisseaux, les rivieres, dans leurs accès, courant au hasard pour se jetter sur des objets quelconques.

Le savant Bosquillon, cité par ses idées singulieres sur le caractere de la rage, regardait comme pusillanimes tous ceux qui paraissaient la redouter. Il assurait que le plus grand nombre de personnes mordues ne contractent point cette maladie, et il poussa même l'enthousiasme pour son système jusqu'à braver les morsures, assurant que le virus appliqué sur la peau, introduit dans la bouche, était sans effet; que l'on pouvait impunément faire usage du lait et de la chair d'animaux enragés.

Il ne suffit pas de chercher à éclairer le vulgaire sur ses préjugés, il faut encore le prémunir contre les pratiques dont s'énorgueillit le charlatanisme, et inspirer en même temps aux gens crédules et irréfléchis la plus profonde horreur contre cet usage féroce d'étouffer les malheureux frappés de la rage, ou de leur ouvrir les veines les plus apparentes pour les faire périr, usage repoussé par les lois nouvelles.

Rien n'importe plus à la sécurité, à la vie des personnes mordues, que de s'assurer de l'état des animaux que l'on soupçonne enragés, en les renfermant, au lieu de les chasser ou de les tuer; mais à peine s'en occupe-t-on là où la police est peu prévoyante. Presque toujours on regarde comme enragé un chien malade, battu, pressé par la faim, la soif, ou qui a perdu son maître, ou harassé pour avoir couru après des chiennes en chaleur, etc. [1].

L'imagination, qui toujours nous égare, semble encore redoubler ces frayeurs toutes les fois qu'il s'agit d'accidents de la rage, même sans

____

[1] La rage s'annonce chez le chien par la tristesse: il recherche ordinairement les lieux sombres, solitaires, porte la tête basse, la queue recourbée entre les pattes. Il ne mange plus, et fuit sa demeure accoutumée. Si

aucune apparence de danger , ainsi qu'on l'a vu tant de fois. Chacun connaît cette citation du médecin Chirac. Deux freres sont mordus par le même chien, et se séparent à l'instant. Un d'eux se met en voyage : quelques années après, lors de son retour au pays , il apprend que son frere était mort des suites de sa morsure ; son émotion fut si profonde qu'il périt bientôt avec tous les symptômes de la rage.

Ceux qui ont observé cette maladie assurent que la plupart des personnes qui en sont frappées imitent le cri, la marche, les allures des animaux dont elles ont été mordues. Les physiologistes rapportent ce phénomène à une altération du système cérébral de nature à changer les dispositions morales et à faire naître d'autres déterminations , comme on le voit dans des maladies fébriles ou nerveuses.

Les médecins décrivent avec les mêmes symp-

---

marche est indécise ; il court et s'arrête, la gueule écumante, les yeux très-animés ; quelquefois la langue très-alongée et flétrie : une soif brûlante le dévore. Il frissonne, et entre presque toujours en fureur à l'aspect de l'eau et des corps lumineux. Il n'aboie plus , sa voix est rauque ; et cet animal périt après deux ou trois paroxismes, c'est-à-dire du troisieme au cinquieme jour.

tômes la rage communiquée et la rage spontanée, avec la différence que dans ce dernier
cas l'invasion du mal peut avoir lieu le même
jour ou fort peu de temps après l'accident qui
l'occasionne; tandis que dans la rage communiquée elle ne se déclare que du vingt au quarantieme jour. On ne doit pas oublier que tous
ceux qui en sont atteints n'ont point horreur
de la lumiere et des corps brillants; qu'ils n'ont
pas la même propension à mordre, à détruire;
que la fureur chez quelques-uns est remplacée
par une taciturnité sombre, et qu'ils ne meurent pas toujours dans les convulsions.

Les causes de la rage spontanée sont encore
fort obscures, à moins qu'on ne les rapporte à
une grande frayeur, à une colere excessive, à
des exercices outrés, à l'action d'un soleil trop
ardent, à des transports d'amour, etc.

On doit regarder comme nuls ou fort douteux
les remedes employés contre cette effrayante
maladie, si l'on en excepte la cautérisation faite
avec soin, aussitôt après l'accident, pour prévenir l'absorption du virus. Tous les autres
moyens ont été presque aussitôt oubliés que
connus. Un nouveau procédé, indiqué par un
Russe, vient d'être proposé par le D. Maro-
chetti; il consiste à cautériser avec une aiguille

rougie au feu des vesicules qui se développent près le frein de la langue, et qui recelent le principe de la rage, selon les remarques de ce médecin. Il conseille cette opération comme lui ayant réussi dans différents cas, et il y ajoute l'usage d'une boisson abondante de fleurs de genêts.

MAIGREUR. Si l'embonpoint est l'attribut de la fraîcheur et de la beauté, la maigreur contraste évidemment avec cet état désirable du corps [1]. Nous ne parlerons pas de la maigreur consécutive de maladies, ni de celles qui caratérisent certaines complexions, ou qui résultent des progrès de l'âge chez le plus grand nombre d'individus ; mais seulement de la maigreur considérée comme maladie, et provenant d'intempérance, de veilles, d'affections tristes, de travaux fatigants et trop soutenus, de l'usage abusif de substances que l'on croit amaigrissantes, dans l'intention de se faire remarquer

[1] Une femme qui couchait avec un chien, pour remédier à sa maigreur, a donné l'idée de ces vers :

> On ne sait à quoi C** songe
> D'avoir un chien près d'elle en prenant son repos ;
> Elle doit, n'ayant que les os,
> Appréhender qu'il ne la ronge.

par une taille que la fantaisie et la mode placent au nombre des choses distinguées, l'embonpoint étant regardé par les gens efféminés comme du mauvais ton. Si à ce déplorable préjugé se joint l'usage de porter des buscs, des corps baleinés, qui compriment plus ou moins les organes de la poitrine, du bas-ventre, et en troublent les fonctions, un marasme effrayant est bientôt suivi de la mort. C'est en vain que par des soins trop tardifs on cherche alors à ranimer le flambeau de la vie prêt à s'éteindre sur les bords de la tombe. Il est évident que si les jours de ces infortunées laissaient encore quelque espoir, ce serait dans les ressources multipliées de l'hygiene qu'il faudrait chercher des moyens de salut, en s'attachant à inspirer de l'aversion pour tout ce qui s'éloigne de cet embonpoint si nécessaire à la santé et à l'entretien de la beauté des formes, dont il est inséparable.

Si l'amaigrissement chez quelques personnes délicates, et sur-tout dans l'enfance, est dû à des exercices violents, quelquefois aussi il est entretenu par l'excitation indirectement débilitante de la laine sur la peau, par la transpiration plus copieuse qu'elle provoque. Cette faiblesse, de même que celle qui a lieu lors de l'accroissement, a été prise pour une débilité originaire à laquelle le charlatanisme croit remédier avec des amers, le vin anti-scorbutique et leurs analogues.

PULMONIE OU PHTHISIE PULMONAIRE. La fréquence de cette cruelle maladie dans les climats tempérés a fait dire à un médecin illustre de l'Angleterre, Sydenham : *Duo fere trientes quos morbi chronici jugulant :* Elle détruit ordinairement deux ou trois fois plus de monde que les autres maladies chroniques.

En même temps que des observateurs recherchent les causes de la pulmonie dans certaines dispositions héréditaires et dans les ravages des scrophules, d'où paraîtrait provenir la phthisie tuberculeuse, d'autres les rapportent à des habitudes nuisibles, aux écarts de régime, à l'usage de vêtements incommodes, soit par leur forme, soit par leur tissu, relativement à l'influence des saisons, aux transitions variées de température et au passage des vents du sud à ceux du nord.

Un grand nombre de médecins nient le caractere contagieux de la phthisie, même par contact immédiat, et quelques-uns exagerent la facilité de la contagion à une certaine distance, sur-tout dans les pays chauds, accident fort douteux dans les climats tempérés, et peut-être sans exemple dans les contrées septentrionales. Les dispositions individuelles, la nature plus ou moins grave des causes de cette maladie, accélerent ou ralentissent les altérations du poumon, et rendent la marche de la phthisie rarement réguliere. Promptement mortelle chez les uns, elle se prolonge plusieurs années chez les autres. Nous avons observé son développement chez une femme de faible complexion, âgée d'environ vingt ans : elle s'est terminée à quarante par la mort, après des souffrances excessives et de nombreuses alternatives de rechutes; et de convalescences apparentes sans causes bien connues. Nous aurions placé ici l'histoire de cette phthisie, dont il existe peu d'exemples aussi curieux, si moins éloignés de cette femme nous avions pu recueillir avec exactitude les circonstances singulieres qui ont accompagné cette maladie.

. L'absence des symptômes regardés ordinairement comme caractéristiques de la pulmonie, tels que douleurs de poitrine, toux, hémoptysie, etc., en ont souvent imposé à ceux qui croient qu'on doit toujours les retrouver chez les phthisiques; cependant des auteurs célebres disent que des dispositions individuelles les dérobent parfois à l'observation [1]. Dehaën et Bosquillon opposent à ces exceptions l'exemple d'individus qui ont éprouvé des hémoptysies, même avec expectoration puriforme, sans que leurs poumons recelassent de tubercules ni aucune trace d'ulcération.

Une circonstance ordinaire de cette maladie a paru induire en erreur des praticiens qui ont eu peu d'occasions d'en étudier les accidents et les progrès ; nous voulons parler de la dilatation du ventricule droit ou antérieur du cœur et de son oreillette, par suite de la résistance plus ou moins prolongée que le poumon

---

[1] Nous eûmes occasion de voir, peu de temps avant sa mort, une dame qui succomba à une phthisie fort ancienne par suite d'affections morales prolongées. La maigreur était extrême. On ne remarqua pendant le cours de cette maladie, ainsi que son médecin le fit observer, d'autres symptômes qu'une gêne vers les poumons, avec oppression suivie de fievre hectique secoudaire, ce qui lui fit assurer, contre notre avis, avant d'ouvrir le cadavre, que cette maladie étant une simple hectisie, nous ne trouverions pas d'ulcérations. Le chirurgien de l'hôpital fit l'ouverture, et un ulcere au lobe gauche du poumon, deux autres au côté droit justifierent notre pronostic, basé sur les savantes observations des médecins Rhodius, Hollier, etc.

altéré offre au retour du sang. Cette lésion secondaire a été prise deux fois en notre présence
pour une maladie organique primitive, et la
phthisie pour un accident consécutif ; mais le
contraire fut démontré par l'examen analytique
des symptômes depuis le début de la maladie,
et ensuite par l'ouverture cadavérique.

Toutes les ressources médicales ont pour ainsi
dire été mises à contribution afin de multiplier
les moyens préservatifs et curatifs de la pulmonie, aussi a-t-on vu successivement préconiser
certains exercices de corps, les voyages sur
mer, la saignée, les vomitifs, les exutoires, les
bains, le lait, le quinquina [1], etc. Chacun
de ces moyens pourrait être l'objet d'une assez
longue dissertation sur les avantages et l'inconvénient de leur emploi chez tels sujets et dans
telle stade de la maladie. Nous ne parlerons
pas des tisanes, des bouillons médicamenteux

---

[1] Cette substance amère est donnée comme anti-
périodique par ceux qui prennent pour fièvre intermit-
tente, compliquant la maladie, les exacerbations régulieres, inséparables des autres symptômes, et qui ont
ordinairement lieu le soir. On conçoit qu'une telle sur-
excitation est toujours très-nuisible. Le quinquina a été
prescrit aussi à petite dose comme palliatif pour soutenir
les forces au milieu des désordres de la suppuration
du poumon.

que conseillent les commeres comme remedes infaillibles, quoique l'usage en démontre toujours l'inconvénient ou l'inutilité.

PARALYSIE. Plus que toute autre cette maladie atteste le danger de l'intempérance, de la débauche et des affections profondes de l'âme, quoiqu'elle puisse provenir aussi d'écoulements supprimés, de travaux immodérés, de certaines émanations métalliques, sur-tout de celles qui résultent des alliages de l'or et du mercure. Les excès de table, l'habitude de se surcharger l'estomac d'aliments contraires par leurs qualités et leurs apprêts, semblent être la cause fréquente de cette redoutable maladie ; de là cet adage si connu : *Plus occidit gula quam gladius :* La gourmandise tue plus de monde que la guerre.

La paralysie paraît ordinairement plus rebelle et plus funeste dans l'âge avancé, quand elle est héréditaire ou qu'elle provient d'écarts prolongés de régime. Si elle est plus rare chez les femmes, elle y fait aussi plus de ravages, en raison de leur plus grande sensibilité. Inconnue pour ainsi dire dans les campagnes qui conservent la simplicité de leurs mœurs, elle devient le triste partage de l'habitant des villes, où elle n'épargne ni l'âge ni le rang. Nous ne nous arrêtons pas à celle qui est symptomatique de la présence des vers chez les enfants, et que nous avons observée plusieurs fois.

Ceux qui croient que le médecin doit se borner exclusivement à provoquer des évacuations, regardent comme nuisible ou infructueux tout ce qui s'éloigne de cette pratique humorale et routiniere, applicable à tous les maux, et qui devrait être réservée pour les cas où il faut chercher à rappeler des évacuations supprimées.

D'autres personnes peu éclairées en médecine croient pouvoir triompher de cette maladie, quelle que soit son intensité, à l'aide de ces remedes insignifiants, sans action, et regardés comme infaillibles; ou bien elles se servent de substances les plus actives, les plus suspectes, préconisées par ceux qui savent tirer avantage de la crédulité du public pour les médicaments nouveaux. Mais bientôt les malades, déçus de leur espoir, recourent aux conseils des médecins dont ils ne peuvent plus attendre que des consolations, secondées de moyens prescrits seulement dans l'intention de calmer leur esprit alarmé.

Les eaux minérales, toujours au nombre des ressources médicales, sont généralement regardées comme propres à aggraver les désordres du cerveau. Les prend-on en bains entiers, par leur poids elles compriment les vaisseaux cutanés, forcent le sang à se porter davantage vers les organes qui ne sont point immergés, et y occasionnent des lésions graves et subites, surtout si l'eau se trouve trop froide ou à une température trop élevée, accident toujours dangereux chez les sujets prédisposés aux congestions du cerveau, des poumons et autres organes très-altérables.

LÉSION DE L'OEIL. La structure très-composée de l'œil, sa grande sensibilité, ses rapports continuels et nombreux avec les objets extérieurs l'exposent peut-être à plus d'altérations que les autres organes des sens. En même temps que le physiologiste contemple sa structure admirable, le poète chante son pouvoir prodigieux, faisant naître les plus tendres sentiments et les plus violentes passions...

Nous examinerons l'œil sous le rapport d'une affection assez commune, sans parler des causes diverses qui y portent atteinte, telles que l'intempérie des climats et des saisons, les chaleurs excessives, le froid rigoureux, l'émanation de certaines substances, les corps trop lumineux, l'usage d'aliments âcres, les veilles, les écarts de régime, les évacuations brusquement supprimées, les affections profondes du cerveau, etc. On sait que la mauvaise conformation des yeux, leur sensibilité augmentée ou diminuée rendent la vision plus ou moins inexacte, font apercevoir des couleurs, des lumieres; des figures étranges, ordinairement rapportées à l'imagination, quoiqu'en général on doive plutôt les considérer comme effets d'une lésion nerveuse.

Ces nuages mobiles, de formes variées, et plus ou moins incommodes, dont on plaça long-temps le siége dans l'humeur aqueuse de l'œil; sont attribués à l'altération du fluide cristalloïde, qui atteint tous les âges, et que l'on peut prendre pour le début de la cataracte ou opacité du cristallin. M. Demours rappelle à cette occasion les tentatives inutiles et douloureuses encore employées comme moyens curatifs, tels que le cautere, le séton et l'incision de la cornée transparente pour évacuer ces nuages avec l'humeur aqueuse.

Le strabisme ou œil louche, souvent congénital, qui paraît dépendre de l'inégalité de force des deux yeux ou de l'action diminuée d'un des muscles de ces organes, est assez généralement rapporté à l'effort que font des enfants pour voir la lumiere et autres objets quand leurs lits ou leurs siéges sont placés de maniere à les gêner.

C'est au hasard que l'on doit les lunettes ou bésicles [1]. La forme concave des verres, afin d'augmenter la divergence des rayons lumineux dans la myopie; leur convexité, pour diminuer ou détruire la divergence de la lumiere dans la presbitie, sont d'un grand avantage, si l'on a soin d'ailleurs d'assortir le foyer des verres au progrès de l'âge, par rapport à la faiblesse des yeux. Les verres périscopiques, dont la concavité est du côté de l'œil, et la convexité en dehors, ne peuvent convenir qu'à ceux qui ont besoin de voir dans le même instant des objets fort étendus.

Les modes, qui ne sont pas toujours calculées par la raison et le besoin, ont donné aux jeunes gens le goût des lunettes il y a quelques années. La plupart ont tellement affaibli leur vue qu'ils se sont trouvés forcés de continuer cet usage incommode.

---

[1] L'invention des lunettes est attribuée à Salvino Degli Armati, en 1215, ou à Alexandre Spina, en 1298; cependant on assure qu'un Français avait fait cette découverte à la fin du douzieme siecle.

ÉPIDÉMIES.

MALGRÉ toutes les promesses de la physique et de la chimie, les observations barométriques, thermométriques , etc. , il est triste d'avouer, ainsi que l'a dit un médecin recommandable , que nous ne soyons pas plus avancés que du temps d'Hippocrate sur les causes des épidémies. On a seulement observé que les unes régnaient plus souvent en été, d'autres en automne, et que les individus d'une faible complexion y étaient moins sujets que les autres. On répete toujours parmi le peuple que les premieres personnes frappées de maladies épidémiques sont plus exposées, les médecins ne les connaissant bien que vers leur déclin.

Au nombre des épidémies les plus à craindre se trouvent la peste et le typhus; ils moissonnent la plupart des individus exposés à leur redoutable influence, sur-tout dans les villes assiégées, où l'entassement des hommes et des animaux , la disette d'aliments , les affections tristes , et la négligence des moyens de salubrité doivent avoir les plus fâcheux résultats.

Les mots contagion, épidémie sont indistinctement employés dans le public comme synonimes, quoique toutes les maladies contagieuses ne soient pas épidémiques, ni celles-ci toujours contagieuses. Ce principe délétere est aussi obscur dans ses effets que dans ses causes ; mais en général les affections qui se transmettent par contact médiat ou immédiat, et à plus ou moins de distance du foyer, sont restreintes à un petit nombre.

Le principe du virus contagieux provient-il des animaux ou de l'atmosphere ? Ne se communique-t-il qu'une fois ? Se développe-t-il spontanément chez l'homme ? C'est ce que l'on ignore, de même que les circonstances qui en déterminent l'inertie. On sait seulement d'après l'observation que chaque virus produit une affection différente, qu'il s'annonce d'une maniere particuliere et après une incubation déterminée.

Les difficultés qui s'élevent encore sur le caractere des maladies contagieuses proviennent en général de causes trop occultes pour chercher à les pénétrer. Long-temps on ignorera par quels agents se propage cette contagion, et ses effets sur tels individus ; tandis qu'on en voit qui semblent toujours préservés de l'influence de ces fatales *effluves*. Chacun sait que les circonstances relatives à la maladie ou à l'individu qui en est atteint, ne peuvent être les mêmes ; tel sera préservé dans un temps, et se trouvera frappé de la contagion dans un autre qui semblera reproduire le même genre d'épidémie. Ne voit-on pas aussi des contrées assez étendues entierement garanties de ces maladies, en même temps qu'il existe dans leur centre des foyers de contagions très-meurtrieres pour les hommes et les animaux, effets encore ignorés dans leurs causes ?

On a avancé que la contagion, dans les épidémies comme dans les épizooties, était due à un gaz particulier que les chimistes considerent comme un oxide d'azote. « Mais la contagion, » ainsi que le docteur Guersent l'a avancé, » n'étant qu'un effet secondaire, et offrant des » résultats si différents, ne peut dépendre de » l'influence d'un même corps; les causes pre- » mieres des épidémies nous étant inconnues, » ne vaut-il pas mieux avouer franchement » notre ignorance que d'admettre tant d'hypo- » thèses ? »

ÉPIZOOTIES.

L'OBSERVATION apprend que les épizooties peuvent aussi occasionner des maladies épidémiques et contagieuses pour l'espece humaine, provenant d'émanations malfaisantes ou bien de qualités particulieres de l'air atmosphérique.

Long-temps l'ignorance et la superstition firent négliger les recherches des moyens propres à arrêter ces effrayantes mortalités ; on regarde même comme téméraires toutes les tentatives pour les faire cesser, et après de vaines lamentations les épizooties furent considérées comme des pestes irrémédiables, attribuées à la vengeance céleste, dont il fallait respecter les arrêts.

Le défaut de recherches suffisantes sur le caractere de ces maladies doit déterminer à examiner soigneusement tout ce qui est relatif aux animaux domestiques, sur-tout les vents auxquels ils sont habituellement exposés, la nature des eaux, leurs fourrages, la construction des habitations, les immondices, les eaux stagnantes qui les avoisinent. L'influence que ces animaux reçoivent des différentes températures, lorsqu'ils passent le jour et la nuit dehors sans toits, sans abri, occasionne des affections plus ou moins redoutables, l'état de domesticité ne leur permettant pas de soutenir impunément ces transitions.

On rapporte aux phénomenes atmosphériques des effets qu'il nous serait sans doute difficile de pénétrer, aussi doit-on les considérer comme de pures conjectures. C'est sans preuve

que l'on attribue les épizooties à l'usage de
plantes vénéneuses ; l'animal le plus stupide ,
quoique poussé par la faim, se trompe rarement
sur le choix des aliments, à moins que son goût
ne se déprave quand il souffre : mais il en prend
trop peu alors pour en être incommodé. Cette
erreur se joint à tant d'autres sur l'économie
rurale. . . Vainement on cherche à éclairer le
paysan sur ses premiers intérêts. Pour s'en convaincre qu'on le suive en général dans ses habitudes journalieres , on le verra attaché à la rou-
tine, ne tirant pour ainsi dire aucune lumiere de
l'expérience et de la réflexion ; fortifié en outre
dans ses erreurs par l'impéritie et la mauvaise
foi des charlatans qui l'égarent autant sur l'amélioration de ses terres que sur la santé de ses
bestiaux.

Ce serait dans l'enfance du paysan qu'il conviendrait de lui inculquer des principes clairs
et faciles sur ce qui l'intéresse le plus, et lui
rendre cette instruction attrayante par des ré-
compenses qui puissent entretenir l'émulation.
Il apprendrait à mieux régler ses cultures, sous
le rapport de la variété du sol, de l'effet in-
constant des saisons , et il unirait avec plus de
discernement les engrais aux différentes especes
de terre. Instruit des principaux objets de salu-

brité, il orienterait son habitation et celle de ses animaux avec plus d'avantage, en éloignerait les fumiers, les eaux croupissantes et tout ce qui peut devenir nuisible. Alors le choix des fourrages, la pureté des eaux, le pansement de la main, tout ce qui se rattache à la santé des bestiaux se ferait avec plus de méthode et de succès. Le paysan ne rechercherait plus les boucs, les crapauds, les araignées, dans l'intention d'assainir ses écuries, ses étables, usage tout aussi absurde que de couper la queue des chats pour les faire grossir, et celle du cheval pour lui donner plus de grâce. Cette étrange mutilation hâte la ruine des chevaux, ainsi qu'on peut s'en convaincre, et les empêche de continuer aussi long-temps leur service que quand on les laisse à tous crins, leur parure naturelle.

Une instruction, basée sur les objets qui paraissent intéresser davantage l'agriculture, contribuerait efficacement à la prospérité nationale. Alors on verrait s'anéantir à jamais ces hordes meurtrieres de charlatans, devenues le fléau des campagnes. Les proscrire avant d'éclairer ceux qui les réverent serait centupler leur crédit, leurs prétentions, et prolonger des maux dont ils tirent avantage.

POULS.

DEPUIS les recherches d'Hérophile sur le pouls jusqu'aux dernieres observations publiées sur ses différents caracteres, on trouve peu de préceptes qui puissent servir de guide dans les altérations diverses de la santé. Des divisions multipliées et obscures font pour ainsi dire la base de cette étude conjecturale. . . Combien de circonstances en effet peuvent changer le rythme du pouls : l'influence des aliments, des saisons, de l'âge, du tempérament [1], des habitudes, des passions, etc.

Rien n'est plus facile que la connaissance du pouls pour ceux qui croient qu'on l'examine seulement pour s'assurer de l'existence de la fievre. Que diraient-ils donc de la prétendue science des médecins chinois, qui soutiennent connaître au pouls les différents états des maladies, et qu'il leur révele en outre la cause de tous les dérangements de la santé? D'après une aussi prodigieuse perspicacité, ils ne peu-

----

[1] Les médecins ont observé des individus qui ont habituellement le pouls fébrile, et dans l'état de maladie calme, régulier.

vent être trop repréhensibles quand ils commettent des erreurs graves dans l'exercice de leur profession.

Les autres médecins tout-à-fait étrangers à cette science prophétique, ou plutôt à ces sortes de rêveries, élevent bien moins leurs prétentions. Ils examinent le pouls comme mesure de la chaleur et des forces vitales, ou comme moyen de connaître les principales révolutions qui s'operent dans les maladies ou aiguës ou chroniques [1]. Cependant il est des médecins d'une rare sagacité, qui par son examen ont saisi le trouble qu'une passion plus ou moins véhémente avait fait naître dans l'économie animale. Erasistrate reconnut au pouls l'amour d'Antiochus pour Stratonice, sa belle-mere, et Galien découvrit de même la passion d'une romaine pour le danseur Pylade.

---

[1] Cette dénomination ne paraît pas offrir un sens bien précis, quand on se rappelle que toutes les maladies entretenues par une excitation nerveuse ou par une irritation du tissu des organes se prolongent plus ou moins, et que l'on y reconnaît trois temps, l'accroissement, l'état et le déclin. Où fixer alors positivement les limites qui séparent l'état aigu de l'état chronique ? Nous ne parlons pas des maladies appelées éphémeres pour leur courte durée.

Quelques médecins très-laborieux des différentes écoles modernes ont cru caractériser toutes les altérations des organes par une série de divisions du pouls aussi longues que difficiles à bien saisir. Si ceux-là n'ont pas atteint leur but, qu'ils soient au moins dédommagés de leurs travaux et rendent plus attentifs ces docteurs qui, en approchant du malade, avant d'avoir le moindre renseignement sur sa situation morale et physique, lui saisissent le pouls, et prononcent avec assurance sur son état, sans savoir si leur présence est agréable ou si elle déplaît. Cette précipitation peut être le sujet de beaucoup de méprises.

L'examen du pouls dans nos climats, et aux différentes phases de la vie, apprend qu'il bat en général 140 fois par minute chez le nouveau né; à un an, 125; à deux ans, 110; à trois ans et au-delà, 95 à 100; vers la premiere chute des dents, 85; à la puberté, 80; à l'âge viril, 75; et chez les sexagénaires, 60 fois. Il continue de décliner jusqu'à l'extrême décrépitude. Ces calculs souffrent aussi des exceptions,

CHAPITRE DIX-HUITIEME.

MÉDICAMENTS OU REMEDES.

LE talent du médecin se reconnaît toujours à ses prescriptions ; plus il est éclairé, moins il conseille de médicaments. Les substances simples et indigenes sont préférables pour lui à celles qui viennent de loin et à grands frais, la nature ne mettant point cet obstacle entre le mal et le remede.

Les anciens médecins prescrivaient peu de médicaments : cette méthode était celle d'Hippocrate. Il regardait l'art d'observer comme la partie là plus essentielle de la médecine. En effet, les signes caractéristiques des maladies, leur accroissement et leur terminaison ne nous échappent-ils pas sans cesse, si un régime mal dirigé, des remedes inutiles ou perturbateurs viennent ajouter encore à tous leurs ravages ? « Tel qui aspire à la vraie expérience en médecine, a dit Zimmerman, doit avant tout tâcher de connaître exactement l'histoire véritable des maladies, qui est la base de l'art de guérir. »

Celui qui prescrit peu de médicaments ne s'oppose point aux vues de la nature; il reconnaît les maladies avec tous les traits qui les caractérisent, avantage dont se trouvent toujours privés ces hommes si dangereusement actifs, qui s'imaginent que tous les désordres de la santé doivent céder à des prescriptions, à des remedes qui leur sont entierement inconnus; quoiqu'ils veuillent en donner des explications intelligibles et satifaisantes. Oublieraient-ils que les mêmes affections dans chaque climat, ou chez des individus qui different par l'âge, le sexe, la force et les habitudes, ne peuvent s'accommoder du même régime et des mêmes substances médicamenteuses? Le médecin éclairé ne traite point le citadin comme le paysan dans les maladies semblables. D'ailleurs, ne different-elles pas chez tel individu qui en est atteint plusieurs fois, quoiqu'à des distances assez rapprochées, sous l'influence de saisons et de températures analogues ?

Outre qu'il est nécessaire de prévoir, de bien connaître les altérations que les médicaments éprouvent par leur complication, leur mélange inconsidéré, il faudrait savoir aussi par quelles dispositions individuelles leur effet ordinaire ne peut avoir lieu. Mais la nature toute-puissante s'approprie à sa maniere des substances conseillées pour produire des changements plus salutaires que ceux l'on croyait obtenir. Ces fréquentes exceptions font sentir d'avance tout le danger des remedes regardés comme généraux, et l'extrême importance de restreindre, de surveiller ces nombreux dépôts de médicaments offerts à la crédulité publique. Leurs succès incertains les font souvent comparer à un aveugle qui frapperait au hasard sur le mal ou sur le malade.

Les méprises, les accidents causés par les personnes inexpérimentées qui prescrivent des remedes, et la facilité de s'en procurer partout, ne peuvent trop éveiller la sollicitude des gouvernements pour préserver la société des maux qui en sont les suites ordinaires. On y parviendrait en infligeant des peines séveres à quiconque vendrait des médicaments à d'autres qu'aux gens de l'art légalement reçus, et qu'on doit supposer assez instruits.

Nous terminerons cet Essai par quelques réflexions dont les articles suivants seront l'objet.

STERNUTATOIRES. Un état convulsif du diaphragme, des muscles de la poitrine, causé par l'irritation sympathique et passagere de la membrane pituitaire, constitue l'éternuement, quelles que soient les causes qui le provoquent. Nous n'en parlons ici que par rapport au *salut* quand on éternue, et aux souhaits heureux que l'on y joint. Des auteurs font remonter à Job cet antique usage, qui fut introduit à Rome lors d'une peste affreuse, dans laquelle il était un signe de mort [1]. On disait alors aux malades : *Que les Dieux vous bénissent !* Par une sorte de respect pour ce préjugé, l'éternuement fût-il chez nous l'effet d'une prise de tabac, on salue en faisant aussi le même souhait, le regardant comme de bon augure, s'il a lieu trois fois au déclin d'une maladie. Éternuer très-haut est encore regardé comme le présage d'une longue carriere, aussi voit-on des gens crédules s'efforcer d'éternuer avec bruit, croyant prolonger leur existence.

Les substances propres à exciter l'éternuement occupent toujours une place dans les traités de

---

[1] Des peuples regardaient comme signe de succès d'éternuer avant un combat, ainsi que Plutarque le rapporte.

Aristote considérait le salut dans l'éternuement comme une espece d'honneur rendu au cerveau, siége de l'intelligence et du génie.

matiere médicale, quoique l'on en use assez rarement aujourd'hui. Les fameuses poudres de Saint-Ange, celles d'or, de Zel, etc., sont oubliées comme tant d'autres. Le tabac tient le premier rang parmi les sternutatoires [1]. Il fut d'abord rangé parmi les drogues pharmaceutiques, d'où le hasard ou le caprice l'ont tiré pour rendre les nez tributaires du fisc, le mettant au nombre des choses de nécessité premiere. Ce n'est pas assez d'avoir les narines remplies de tabac, il faut que la bouche partage cette singuliere sensualité.

Mâcher, fumer cette substance âcre et narcotique, est rarement salutaire; aussi la plupart de ceux qui l'emploient pour tarir une pituite surabondante l'augmentent-ils par l'excitation des glandes. Elle cause encore des ulcérations, des pustules érysipélatenses vers les narines, et même des amas dans les sinus frontaux, ainsi qu'on l'a remarqué.

Le tabac n'a pas trouvé partout des partisans,

---

[1] Cette plante, assure-t-on, a été apportée des Indes occidentales en Angleterre par Drak, amiral, vers la fin du seizieme siecle, ou par un Flamand à son retour de la Floride, qui en donna à Nicot, ambassadeur en Portugal.

les incommodités qu'il paraît avoir occasionnées en Orient déterminerent Amurat IV, empereur turc, et Scack-Sophi, roi de Perse, à faire couper le nez de ceux qui en usaient, et même à les condamner à mort. Ces supplices paraîtraient-ils trop cruels à ceux qui chez nous préferent la privation d'aliments à celle du tabac ?

Ceux qui le mâchent éprouvent, comme les fumeurs, des nausées, des vertiges, du dégoût, suivis de manque d'appétit et de digestions laborieuses, par la perte de salive qu'ils font continuellement, ce qui leur occasionne encore la carie des dents, la fétidité de l'haleine ; aussi présentent-ils avant l'âge tous les traits d'une vieillesse prématurée. S'ils se servent de pipes très-courtes ils sont exposés à des indurations, à des ulceres graves d'une partie des lévres.

Les médecins qui conseillent de fumer dans la peste et autres maladies contagieuses, auraient-ils oublié que cette combustion ajoute aux mauvaises qualités de l'air qui entoure le fumeur, et que la perte plus ou moins copieuse de salive débilite l'estomac, inconvénient à éviter dans les contagions ?

PURGATIFS. Cette dénomination est-elle bien exacte ? Convient-elle mieux à ce genre de

remedes qu'à ceux appelés sudorifiques, diu-
rétiques, expectorants, etc., qui deviennent
quelquefois purgatifs, ou nuls lorsqu'aucune
altération de la santé n'exige l'emploi de ces
sortes de substances ?

Rien ne prouve mieux l'ignorance du peuple
en économie animale que l'idée qu'il attache
aux purgatifs, les regardant comme propres à
expulser du corps toute humeur nuisible ou
prédominante, cause des plus fréquents désordres de la santé selon les gens du monde.

Il n'est aucun remede, a dit le D. Barbier,
que l'on doive opposer d'une maniere banale
à telle ou telle maladie ; quelle que soit sa
vertu, il ne peut guérir qu'étant administré en
temps opportun, afin d'exciter dans les organes
des mouvements propres à détruire ou à modifier la lésion. Mais ces réflexions sont-elles
toujours goûtées du public, dont les idées
sur le choix et la vertu des remedes sont si
peu exactes ? Celui-ci, par exemple, veut être
purgé dans tel mois pour se rendre plus favorable l'influence du printemps, et celui-là au
contraire redoute l'emploi des plus simples
médicaments dans cette saison, de crainte d'y
être assujetti le reste de sa vie. Il suffit à
d'autres de ressentir le plus léger malaise, une

diminution d'appétit, ou d'avoir la langue blanchâtre, pour se purger; comme si la santé chez
un être aussi composé que l'homme, et sujet
à tant d'accidents, ne devait éprouver aucune
incommodité. « Faites ordonner une purgation à
» votre cervelle, disait Montaigne aux amateurs
» de médecine, elle sera mieux appliquée qu'à
» votre estomac. »

Plutarque, dans son Dialogue sur la santé,
adresse cette comparaison à ceux qui se purgent
pour se débarrasser d'humeurs qu'ils croient
surabondantes : « Si une ville de Grece trop
remplie d'habitants faisait venir pour s'en débarrasser des Scythes ou des Arabes, ne passe-
rait-elle pas avec raison pour imprudente et
ridicule? N'est-ce pas là l'illusion de ceux qui,
dans l'intention de se débarrasser le corps, y
font entrer toutes sortes de drogues purgatives,
au lieu d'employer la diete ? »

C'est une théorie sans doute fort commode
de raporter les maladies aux humeurs altérées
ou trop copieuses [1], de même que de supposer

---

[1] L'altération des solides est généralement évidente;
mais celle des fluides ou humeurs est au nombre des
conjectures ; d'ailleurs, ne sont-elles pas toujours le
produit de l'action des solides sur le sang? Leurs mala-

une vertu élective à certains remedes pour le succès d'un système. Mais, quelle que soit la maniere d'envisager ce genre d'erreurs, il sera bien difficile de persuader au peuple que les cas où il croit les vomitifs et les purgatifs nécessaires, sont presque toujours des embarras gastriques secondaires qui n'exigent aucun traitement particulier : ces incommodités sont subordonnées à l'affection primitive qui les entretient, et se terminent avec elles.

Oubliera-t-on les maux attribués aux purgatifs dans les maladies aiguës, la rougeole, la variole entre autres ? Combien de fois la mort n'a-t-elle pas été le résultat de cette pratique intempestive, soit par l'irritation que l'on ajoute à celle qui existe, soit en empêchant le travail que la nature opere alors vers la peau ? Les purgatifs sont aussi très-nuisibles aux personnes qui suivent un régime frugal. C'est sous ce rapport que les *Purgons* de tous les temps ont obtenu des succès au-delà de toute attente, en procurant de fortes évacuations aux grands mangeurs,

---

dies alors sont presque toujours secondaires, et exigent rarement des remedes particuliers. Soit entêtement, soit ignorance, le public rejettera long-temps ces idées que sanctionne l'observation physiologique.

à ceux dont les maux proviennent d'excès de table, ainsi que dans les affections chroniques qui exigent un mouvement fluxionnaire momentané vers les intestins. Quelquefois les purgatifs ont fait cesser des symptômes fort irréguliers, rapportés à des maladies contre lesquelles on avait assez infructueusement employé la saignée, les adoucissants et tous les antispasmodiques toniques.

Plusieurs méprises sur l'emploi des purgatifs proviennent des évacuations muqueuses ou bilieuses qu'ils provoquent même chez les individus de la meilleure santé. Les regardant alors comme avantageuses, on pousse cette erreur jusqu'à croire indispensable un second et un troisieme purgatif, afin d'entraîner ce qui reste d'impur. Tel est le rôle qu'on leur fait jouer pour expulser les humeurs rebelles, ou évacuer celles qui seraient entachées de quelque vice.

Certaines personnes habitués à tirer parti de tout se permettent de petites ruses dans le choix des purgatifs pour changer la couleur des selles ou déjections, et faire croire qu'ils ont fait rendre des humeurs dépravées, l'atrabile, etc. Si cette jonglerie peut satisfaire l'imagination inquiete des malades, rien de mieux :

sous tout autre rapport elle serait blâmable. Nous ne parlons point de ces formules bizarres où l'on voit figurer l'adjuvant, l'auxiliaire et le correctif, ou ces additions routinieres d'aromates, tels que l'anis, la camomille, etc., soit pour en modifier l'action, soit pour en rendre le goût moins répugnant. Les personnes éclairées apprécient tout le ridicule de cette méthode, qui s'oppose à l'effet que l'on veut produire, et d'où résultent parfois de fortes irritations intestinales avec diarrhée, et auxquelles le vulgaire ajoute d'autres excitants qui aggravent le mal après tous ces remedes appelés *purgatifs de précaution.*

Les partisans de la doctrine de Stoll unissent encore les émétiques aux purgatifs, sous le titre d'éméto-cathartiques, malgré les accidents qui peuvent en être la suite pour les personnes très-excitables. Nous avons fréquemment administré ce mélange sans succès, et pas toujours sans inconvénient.

EXUTOIRES. On a tellement abusé des exutoires depuis Archigene, chef de la secte éclectique, qu'il se présente sans cesse de nouveaux motifs pour en faire usage sous l'influence de la doctrine humorale ; on les a même regardés dans un temps comme conservateurs infaillibles de la santé, malgré toute leur inutilité dans beaucoup d'occasions.

Le cautere est encore un objet de mode pour les femmes qui le croient indispensable à la fraîcheur de la peau, en même temps qu'elles s'effraient de sa suppression, ne fût-il entretenu qu'un petit nombre de jours. .

Déterminer, dans les cas où les vésicatoires conviennent, les parties où ils doivent être appliqués, et la maniere de les soigner, est chose assez indifférente pour quelques praticiens. Cependant le lieu de ces applications doit être fixe, soit par les rapports bien connus de certains organes, soit en raison de l'état plus ou moins avancé des maladies qui les nécessitent, afin de les éloigner ou de les rapprocher du point affecté. Il faut se rappeler aussi, relativement aux sympathies, sur-tout celles du cervelet avec les parties sexuelles, que les vésicants où entrent des cantharides doivent être entretenus avec réserve sur la nuque à l'époque de la puberté.

Les vésicatoires ne bornent pas leur effet au lieu de l'application, puisque l'on en voit produire sur le visage des éruptions très-incommodes, quoique placés aux parties inférieures,

aussi les met-on au nombre des remedes ordinairement nuisibles dans les affections de la peau.
Une foule d'exemples attestent le danger des
exutoires en général par l'irritation qu'ils ajoutent à un organe dont l'état pathologique
exige au contraire une autre *médication*. Ils
ne conviennent que quand ces maladies sont
répercutées avec lésion d'un viscere. On dira
peut-être que le célebre Ambroise Paré, pour
changer le mode de sensibilité de telles parties
affectées de dartres, y appliquait des vésicatoires, lorsque d'autres moyens avaient échoué.
Cette pratique était-elle toujours sûre et bien
favorable ?

Tout le monde connaît ce rubéfiant si usité
contre diverses affections de poitrine avec douleur locale ; il consiste en un mélange de séné,
de poivre et de blanc d'œuf. La transpiration
augmentée là ou est le topique macere le séné,
et produit cette couleur rougeâtre que les gens
du peuple prennent pour du sang attiré à la
peau, et à l'avantage du malade. Mais les partisans nombreux de ce rubéfiant, plus occupés
du remede que du mal, appellent souvent pleu-
résie des douleurs errantes de telles portions
d'intestins, l'inflammation d'une partie de la
face convexe du foie, accompagné de gêne de
la respiration, etc.

CANTHARIDES. Les dangereux effets de ces insectes coléopteres, inexactement appelés mouches, ont éveillé dans tous les temps la critique des médecins, par rapport au mauvais emploi qu'on en fait comme remede. Peut-on trop blâmer ou plaindre ces hommes blâsés, épuisés de jouissances vénériennes, qui, pour exciter un sens anéanti sans retour, croient suppléer à leur impuissance en prenant des cantharides sous forme de dragées ou pastilles, appelées aphrodisiaques? Ce moyen que repousse le bon sens, loin de stimuler un organe flétri par la débauche, ne produit communément d'autre effet qu'une irritation très-douloureuse des intestins ou de l'appareil urinaire, souvent avec rétention d'urine et pissement de sang. *Ad vesicam atque sic rodendo eam exulcerant.* GALIEN. Les cantharides se portent à la vessie, l'irritent et l'ulcerent.

Nous répéterons à ceux qui font usage de cantharides pour suppléer à une vigueur passée, que leur imagination, toujours égarée par les effets extraordinaires qu'ils en attendent, les provoque encore à prolonger cet usage bizarre et destructif, qui pervertissant la sensibilité, trouble les fonctions, hàte la vieillesse, et fait naître le dégoût de la vie, ainsi qu'on le remarque dans les climats chauds, où il développe des penchants cruels, des inclinations brutales et insensées, en même temps qu'il rend impuissant avant l'âge.

VULNÉRAIRES. Un amas confus de plantes récoltées au hasard et sans discernement, constituent les vulnéraires ou faltranks, si généralement usités, qu'on prend à l'état aqueux ou spiritueux, sous les noms insignifiants d'eau rouge, d'eau d'arquebusade, etc. La vertu de ce remede repose sur la crédulité des personnes qui s'en servent ou pour une contusion ou pour une plaie récente, et dont l'attente est bien trompée par l'irritation qui en résulte.

La pratique banale et inexpérimentée ne se borne pas à ces moyens, lorsque les plaies se terminent par suppuration ; elle y oppose des baumes, des onguents qui changent ordinairement un mal léger en ulcération plus ou moins longue et opiniâtre, suivie de cicatrices défectueuses, gênantes, si elles se trouvent situées sur des parties où il s'opere des mouvements fréquents et étendus. Dire au peuple qu'il suffit pour guérir les plaies de causes externes de les garantir du contact de l'air, de les tenir propres et d'en éloigner toute cause d'irritation par le régime, serait, selon lui, faire preuve d'ignorance ou montrer un esprit frondeur.

ETHERS. C'est au milieu de la mollesse et de la sensualité, chez les peuples entraînés vers leur décadence, que se développent toutes ces maladies appelées spasmodiques ou nerveuses, remarquables par des caracteres qui simulent les affections les plus anomales.

Au nombre des remedes si souvent employés se trouvent les éthers, que le vulgaire croit toujours propres à régulariser, à calmer le trouble de la sensibilité nerveuse, même dans des maladies aiguës. L'éther alcoolisé, par rapport aux dénominations trompeuses de liqueur anodine, calmante qu'on lui conserve, occasionne de fréquentes erreurs.

L'odeur pénétrante de ces substances, leur effet stimulant, paraissent contraires à un assez grand nombre de femmes atteintes de spasmes, d'hystérie [1], auxquelles un régime tempérant,

---

[1] Des hystériques ne peuvent sentir aucune odeur forte sans incommodité, tandis que d'autres recherchent les corps les plus fétides. Ces différences paraissent se rattacher aux anomalies qui caractérisent fréquemment cette affection, aussi prend-on quelquefois ses symp-

le calme de l'esprit, des distractions, seraient plus convenables dans bien des cas.

Le peu de succès que l'on obtient de l'éther provient en général ou de sa mauvaise application ou des doses mal appropriées à l'état des malades. On ne doit pas prendre cette liqueur diffusible sur le sucre ; une grande partie se volatilise, se perd pendant qu'il se fond dans la bouche. Quoiqu'il en soit, jamais il ne faut abuser de ce remede pour des incommodités passageres que le temps et le régime guérissent ordinairement.

On assure que le chimiste Buquet avait un tel goût pour l'éther, qu'après avoir commencé par quelques gouttes, il en prenait deux pintes par jour, aussi usa-t-il rapidement sa vie.

Les autres éthers ne sont plus en usage ; cependant on emploie encore l'acétique à l'ex-

---

tômes les plus intenses pour les signes de maladies fort étrangeres à l'hystérie, même pour des épanchements au cerveau, lors de ces irradiations qui se dirigent parfois vers cet organe.

C'est sans doute par inadvertance que le célebre Cullen a dit dans ses Éléments de médecine : « L'hystérie » atteint aussi les hommes, mais plus rarement. » La racine du mot et le siége du mal indiquent assez qu'elle est exclusive aux femmes.

térieur, lors de névralgie, de rhumatisme, affections quelquefois confondues avec des douleurs
secondaires , provenant de différentes lésions
organiques, et sur-tout de l'estomac. On conçoit toute l'inutilité de ces applications , de
même que des topiques qui guérissaient ces
maladies., il y a peu d'années, par leurs effets
sur l'imagination. Ils éprouvent le sort de la
plupart des choses calculées sur le hasard et
la crédulité.

Auteurs les plus connus depuis le seizieme siecle par leurs écrits sur les Erreurs relatives à la Médecine.

Erreurs populaires touchant la Médecine, par Gaspard Bachot, un volume in-8.ᵃ, Lyon, 1666.

Erreurs populaires au fait de la médecine et régime de santé, par Laurent Joubert, 1 vol. in-12, Lyon, 1608.

Sept livres sur les Erreurs populaires d'Italie, par Jérôme Mercurii, 1 vol. in-4.°, Padoue, 1645.

Quatre livres sur les Erreurs populaires en médecine, par Jacques Primebose, 1 vol. in-8.°, Lyon, 1689.

Essai sur les Erreurs populaires, par Thomas Brown, 2 vol. in-8.•, Paris, 1733.

Errores quidam haud vulgares in Medicina et Chirurgia commonstrati, par J. H. Schulze, *in-4.*• Halæ, 1742.

De Erroribus medicorum sua utilitate non carentibus, par G. Van-Djeveren, in-4.° Groningæ, 1762.

Erreurs populaires sur la Médecine, par d'Iharce, 1 vol. in-8.°, Paris, 1783.

Des Erreurs et des Préjugés répandus dans la Société, par J. B. Salgues, 3 vol. in-8.•, Paris, 1811.

Des Erreurs Populaires relatives à la Médecine, par Anthelme Richerand, 1 vol. in-8.•, Paris, 1812.

RÉFLEXIONS

SUR LES PRÉJUGÉS [1].

L'homme est né pour l'erreur. On voit la molle argile
Sous la main du potier moins souple et moins docile
Que l'ame n'est flexible aux préjugés divers ,
Précepteurs ignorants de ce faible univers.

* * * * *

§ 1. LES préjugés sont autant de spectres , de fantômes qu'un mauvais génie envoya sur la terre pour tourmenter les hommes, sur-tout les enfants, les femmes et les vieillards. Ces idoles de l'âme , selon l'illustre Bacon , viennent de l'entendement qui donne à tout une existence intellectuelle, ou de la préoccupation du jugement qui tire son origine de l'obscurité des idées, de la diversité des impressions, des passions toujours mobiles et changeantes.

§ 2. L'esprit de l'homme est comme emprisonné dans les sens, et tandis que les yeux se repaissent du spectacle de la nature, il se forme en imagination mille préjugés qui brisent quelquefois leurs chaînes , et tiennent à leur

---

[1] Plusieurs de ces paragraphes sont extraits des ouvrages de Bacon , de Duclos et de Zimmerman.

tour la raison dans l'enfance ou dans une sorte d'esclavage.

§ 3. Les passions sont une source de préjugés. Ce qui nous plaît est toujours vrai, juste, utile et raisonnable. . . On s'abandonne ainsi sans réserve aux plaisirs frivoles, aux objets d'intérêt, d'intrigue, et même aux choses les plus dégradantes.

§ 4. Tout le monde convient que les préjugés sont la source des égarements de notre esprit. On pourrait assurer qu'ils le sont aussi des égarements de notre cœur, et ils se conservent davantage s'ils datent de l'enfance. Soit légereté d'esprit, soit ignorance, soit respect pour les parents, pour les maîtres, on saisit leurs préjugés sans examen, et souvent ils servent de base à la plupart des actions et des raisonnements le reste de la vie.

§ 5. Notre siecle est aussi remarquable par l'esprit que par l'erreur et les préjugés. On sait beaucoup de choses que l'on n'approfondit pas, et on accorde plus à l'imagination qu'au raisonnement. Avec des connaissances superficielles on croit pouvoir parler de tout, même des choses les plus graves, les plus élevées.

§ 6. Se livre-t-on à un art, à une science quelconque, si l'on y excelle, on parvient à détruire certains préjugés sur les objets dont on s'occupe, et souvent ils se multiplient sur les autres ; on y montre même la plus inconcevable ignorance. Le tempérament, les habitudes diverses, le rang que l'on tient dans le monde y ont beaucoup de part. Le magistrat, l'ecclésiastique, le militaire, l'artiste, etc., donnant à leurs idées une direction différente, n'ont point les mêmes principes, ils ne raisonnent et ne se conduisent pas de même.

§ 7. Il y a des préjugés pour ainsi dire héréditaires à l'humanité, telle est cette prévention pour les raisons affirmatives. Un homme voit un fait de la nature, il l'attribue à telle cause, parce qu'il aime mieux se tromper que douter, et quoique l'expérience démente souvent ses conjectures, la première opinion prévaudra. C'est cette maladie de l'entendement qui favorise la superstition, mille erreurs populaires, toutes celles qui semblent avoir corrompu la masse des sciences, et fermé pour jamais les voies de la nature et de la vérité.

§ 8. Les définitions donnent assez rarement

la véritable idée des choses et la maniere de les bien concevoir ; les objets existent d'une façon, nous les apercevons d'une autre, et nous ne les rendons ni tels qu'ils sont, ni tels que nous les remarquons.

§ 9. Nous voyons tous les jours la nature expliquée par des hypotheses. On se fait des principes arbitraires, et l'on croit que tout doit se réduire à ces regles ; mais ces principes produisent chez les médecins le même effet que chez l'historien, les objets réfléchissent seulement les traits de l'esprit de celui qui les observe.

§ 10. Comme il n'est rien de plus facile que de propager les préjugés à la faveur de quelqu'explication obscure, il n'y aura que l'œil perçant du génie qui démêlera dans ces hypothèses la fausseté, l'incertitude, et qui s'apercevra qu'on a fait plier pour ainsi dire tous les phénomenes sous l'autorité de l'opinion. Un grand nombre de médecins ont été attaqués de cette espece d'épidémie.

§ 11. L'esprit observateur souffre toujours d'une sorte de superstition qui s'attache à la culture de certaines sciences. Sous son empire les partisans des opinions les plus absurdes peuvent élever leur têtes stupides en dépit de la vérité. Dès qu'on croit possible tout ce qui est surnaturel et merveilleux, on croit tout ce qui est contraire à la nature. — Nous appelons surnaturel tout ce qui ne peut être prouvé ni par la raison, ni comme possible, ni comme vraisemblable, et merveilleux tout ce qui est destitué de preuves, en même temps trop contraire aux lois du monde physique et moral pour que le peuple puisse le croire.

§ 12. C'est cette superstition qui a attribué aux amulettes des effets qu'un temps plus éclairé a démenti. Il est incroyable combien l'esprit humain a été dupe de ces abus ! . . Le goût du faux détruit toujours celui du vrai. C'est d'après lui que l'homme superstitieux ne voit rien dans la nature, parce qu'il est hors des rapports de la nature. Il est dans un monde imaginaire : de là vient qu'il ne veut voir que le faux; toujours il repousse le bon sens.

§ 13. Plus on ignore le monde physique, mieux on prétend connaître le monde spirituel. Les contes de revenants et de sorciers sont nés de cette erreur; ainsi que l'ignorance des

lois de la nature et de l'économie animale à
encore enfanté tous ces remèdes bizarres con‑
servés de nos jours.

§ 14. Dans le temps même où la médecine
n'était fondée que sur des prestiges et sur la
superstition, Hippocrate s'éleva avec force et
succès contre l'ignorance ; il démasqua cou‑
rageusement les imposteurs qui prétendaient
guérir par des charmes les maladies qu'ils ne
pouvaient maîtriser avec des médicaments. Mais
il sera toujours difficile d'extirper l'imposture,
tant de gens savent en faire leur profit, et il
n'est pas plus absurde de croire deviner toutes
les maladies dans un verre d'urine que de pré‑
dire la destinée d'un empire par le vol des oi‑
seaux. Partout et dans tous les temps le peuple
sera toujours peuple.

§ 15. Les préjugés les plus opiniâtres sont
ceux en général dont les fondements sont le
moins solide. — On peut se détromper d'une
erreur lorsqu'on raisonne. Mais comment com‑
battre les choses qui n'ont ni principe, ni
conséquence ? Les préjugés les plus faux nais‑
sent et croissent insensiblement par des cir‑
constances fortuites ; ils se détruisent souvent

comme ils sont nés. Ce n'est pas toujours la raison qui les proscrit, mais bien la seule révolution des temps. Les uns font place aux autres, parce que notre esprit n'embrasse qu'un nombre limité de vérités et d'erreurs.

§ 16. N'est-ce pas un préjugé de croire qu'une imagination vive et féconde ait toujours le caractere de l'esprit, lorsque tout démontre qu'elle est souvent en raison inverse du jugement, et devient même un obstacle au progrès des sciences? Les hommes les plus simples, les plus remarquables par leurs conceptions ont rarement l'imagination vive. — L'esprit consiste à bien saisir les rapports, la liaison des choses entre elles; on conçoit d'après cela qu'il doit avoir des nuances infinies. L'esprit de l'historien n'est point celui du médecin, du géometre, du cultivateur, etc.

§ 17. Nos idées sont de fausses images, et nos expressions des signes équivoques. Il y a des mots dont l'application est si arbitraire qu'ils deviennent inintelligibles. Quand sera-t-on d'accord sur la valeur idéale des termes, et sur un langage qui puisse être entendu de tous les hommes dans le même sens ?

§ 18. Les erreurs ont quelquefois un aussi long cours dans le monde que les opinions les plus véritables, parce que prenant ces erreurs pour des vérités, on embrasse aveuglément tout ce qui s'y rattache et on rejette ou l'on néglige ce qui pourrait les détruire.

§ 19. Chacun bâtit dans son cerveau un petit univers dont il est le centre, au tour duquel roulent toutes les opinions, qui se croisent, s'éclipsent, s'éloignent et se rapprochent au gré du grand mobile qui est l'amour-propre. La vérité brille quelquefois parmi les notions confuses qui s'entrechoquent ; mais elle passe si rapidement !

§ 20. L'opinion dispose de tout ; elle fait la beauté, la justice et le bonheur, elle est la reine du monde. Cette puissance superbe, ennemie de la raison, qui se plaît à la contrôler et à la dominer, a établi dans l'homme une seconde nature. . .

§ 21. Un éloignement trop marqué pour les préjugés peut être une cause nouvelle de préjugés. C'est en quelque sorte de cette opposition qu'est né le pyrrhonisme, autre source d'erreurs qui fait douter même des choses les plus positives, les plus évidentes.

§ 22. La crédulité est un défaut très-commun parmi les hommes, en raison de leur goût naturel pour le merveilleux. Il leur suffit par exemple de savoir qu'il arrive des choses singulieres dans le monde pour croire sans examen tout ce qu'on publie, quoique l'expérience apprenne qu'on s'est souvent trompé.

§ 23. Peut-être est-il avantageux pour le plus grand nombre qu'il y ait des préjugés ; la plupart des hommes, incapables de discerner ce qui est convenable ou nuisible, par défaut de jugement ou d'instruction, ont besoin de penser par autrui. C'est sous ce rapport que ceux qui conduisent la multitude ne doivent s'attacher qu'à détruire les préjugés contraires à la félicité publique.

§ 24. De fréquentes revues sur les sciences physiques pour en écarter les faux systèmes et les renfermer dans les limites du vrai, concourraient puissamment aux progrès de la raison. Propager les lumieres relatives aux différents besoins de la société, en indiquant ce qu'il est nécessaire de savoir, selon le rang et les professions, serait un moyen sûr de rendre les hommes meilleurs et plus heureux. Les calamités sociales en général dérivent de l'ignorance et de l'erreur.

Rien n'est beau que le vrai, le vrai seul est aimable ;
Il doit régner partout.

BOILEAU.

FIN.

AU MANS, IMPRIMERIE DE FLEURIOT.